Hefte zur Unfallheilkunde
Beihefte zur Zeitschrift „Der Unfallchirurg"

Herausgegeben von:
J. Rehn, L. Schweiberer und H. Tscherne

226

D1663725

H. Breitfuß   G. Muhr

Kronenfortsatzbrüche und Ellenbogenstabilität

Eine biomechanische und klinische Studie

Mit 41 Abbildungen

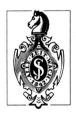
Springer-Verlag
Berlin Heidelberg New York
London Paris Tokyo
Hong Kong Barcelona
Budapest

Reihenherausgeber

Professor Dr. Jörg Rehn
Mauracher Straße 15, W-7809 Denzlingen
Bundesrepublik Deutschland

Professor Dr. Leonhard Schweiberer
Direktor der Chirurgischen Universitätsklinik München-Innenstadt
Nußbaumstraße 20, W-8000 München 2
Bundesrepublik Deutschland

Professor Dr. Harald Tscherne
Medizinische Hochschule, Unfallchirurgische Klinik
Konstanty-Gutschow-Straße 8, W-3000 Hannover 61
Bundesrepublik Deutschland

Autoren

Dr. Helmuth Breitfuß
Landeskrankenhaus Salzburg
Abt. Unfallchirurgie
Müllner Hauptstraße 48
A-5020 Salzburg

Professor Dr. Gerd Muhr
Chirurgische Universitätsklinik
Berufsgenossenschaftliche Krankenanstalten
„Bergmannsheil"
Gilsingstraße 14, W-4630 Bochum

ISBN 3-540-55607-9 Springer-Verlag Berlin Heidelberg New York

Die Deutsche Bibliothek – CIP-Einheitsaufnahme
Breitfuss, Helmuth: Kronenfortsatzbrüche und Ellenbogenstabilität : eine biomechanische und klinische Studie
/ H. Breitfuß ; G. Muhr. - Berlin ; Heidelberg ; New York ; London ; Paris ; Tokyo ; Hong Kong ; Barcelona;
Budapest : Springer, 1992
    (Hefte zur Unfallheilkunde ; 226)
    ISBN 3-540-55607-9
NE: Muhr, Gerd:; GT

© Springer-Verlag Berlin Heidelberg 1992
Printed in Germany

Die Wiedergabe von Gebrauchsnamen, Handelsnamen, Warenbezeichnungen usw. in diesem Werk berechtigt
auch ohne besondere Kennzeichnung nicht zu der Annahme, daß solche Namen im Sinne der Warenzeichen- und
Markenschutz-Gesetzgebung als frei zu betrachten wären und daher von jedermann benutzt werden dürften.

Produkthaftung: Für Angaben über Dosierungsanweisungen und Applikationsformen kann vom Verlag keine
Gewähr übernommen werden. Derartige Angaben müssen vom jeweiligen Anwender im Einzelfall anhand
anderer Literaturstellen auf ihre Richtigkeit überprüft werden.

Satz: M. Masson-Scheurer, 6654 Kirkel 2
24/3130-543210 – Gedruckt auf säurefreiem Papier

Vorwort

Im Vergleich zu anderen großen Körpergelenken sind Verletzungen am Ellenbogen seltener, meist aber komplizierter. Ein Problem dabei sind die Verrenkungsbrüche, die in einem hohen Prozentsatz mit Funktionsstörungen ausheilen.

Die Kombination von Kapsel-Band- und Knochentraumen ist nicht immer einfach abzuschätzen, da Abrißbrüche der radiologische Ausdruck für eine komplexe Gelenkinstabilität sein können. Wird dies verkannt, sind chronische Instabilitäten und Funktionsverluste die Folge.

Die vorliegende Monographie befaßt sich mit dem Problem des Kronenfortsatzabbruches und dessen Einfluß auf die Gelenkstabilität und damit die spätere Funktion.

Die bisherigen Kenntnisse über diese Zusammenhänge wurden durch eine biomechanische Studie erweitert und objektiviert. Die Ergebnisse wurden mit dem Resultat einer retrospektiven Untersuchung von Ellenbogenverrenkungsbrüchen korreliert. Das verbesserte Verständnis der Pathomechanik erlaubte eine Analyse der Bedeutung des gebrochenen Kronenfortsatzes für das Ausmaß der Gesamtverletzung. Gleichzeitig wurden für den praktisch tätigen Unfallchirurgen diagnostische und therapeutische Empfehlungen erarbeitet.

Für das Ziel der umfassenden Funktionswiederherstellung schien es uns wichtig – bei isolierten Abbrüchen des Kronenfortsatzes ebenso wie bei komplexen Begleitverletzungen –, exakt auf die Indikation zur funktionellen oder operativen Therapie einzugehen, um begründete Behandlungsempfehlungen für diese bisher wenig beachtete Verletzungsform zu geben.

G. MUHR – H. BREITFUß

Inhaltsverzeichnis

Verzeichnis der in den Tabellen verwendeten Abkürzungen

AL: Arthrolyse
a: Jahre
BD: Bohrdraht
BDT: Bohrdrahtransfixation des Gelenks
d: Tage
DPO: Druckplattenosteosynthese
Fr.:   Fraktur
GR: gedeckte Reposition
HTO: heterotope Ossifikationen
in S: Funktion in der Sagittalebene
Lux.:   Luxation
N: fortlaufende Nummer
NU: Nachuntersuchung
O: offen
OAG: Oberarmgipsverband
OR: offene Reposition
OTR: offene transossäre Refixation
P: Polytrauma
p: primär
P.C.:   Processus coronoideus
RKF: Radiusköpfchenfraktur
RKP: Radiusköpfchenprothese
RKR: Radiusköpfchenresektion
RRS: Reinsertion radiales Seitenband
VAD: Vorderarmdrehung
ZGO: Zuggurtungsosteosynthese
ZS: Zugschraube
*:   primär im auswärtigen Krankenhaus behandelt

1 Einleitung und Problemstellung

90% der Luxationen des Ellenbogengelenks erfolgen nach dorsal [18, 36, 40, 42, 69]. Die Verrenkung des Gelenks entsteht hier durch indirekte Gewalteinwirkung beim Sturz auf den gestreckten Arm [2, 8, 18, 24, 34, 35, 42, 57]. Hebelkräfte pressen durch einen Hyperextensionsmechanismus die Ellenhakenspitze in die korrespondierende Fossa am Oberarm. Überschreitet die einwirkende Gewalt die Stabilisationskraft des Gelenks, bewegt sich der Humerus bei fixiertem Unterarm nach ventral aus dem Gelenk. Der Kronenfortsatz und das Radiusköpfchen scheren über die Humerusrolle und das Oberarmköpfchen nach dorsal.

Neben Ausrissen des Processus coronoideus in 2–15% der Fälle durch Zugkräfte der ventralen Kapsel und Scherkräfte beim Druck des Kronenfortsatzes gegen die Oberarmrolle, frakturiert in 10% über einen Stauchungsmechanismus zusätzlich das Radiusköpfchen [3, 4, 32, 53].

Harrington [20] beobachtete nach Luxationen des Ellenbogengelenks mit Radiusköpfchenfraktur und Ausriß einer „größeren Portion" des Kronenfortsatzes dorsale Instabilitäten. Bei diesen Patienten konnte er nur durch Implantation einer Radiusköpfchenprothese als Platzhalter Stabilität erzielen.

Auch Beck [3, 5] weist auf die prognostische Bedeutung von zusätzlichen Brüchen des Processus coronoideus bei Radiusköpfchenfrakturen hin.

Wann führt diese kombinierte Verletzung eines hochkongruenten Gelenks, das im wesentlichen knöchern geführt wird, zur Instabilität nach dorsal?

Regan [53] analysierte retrospektiv 34 Patienten mit Brüchen des Kronenfortsatzes. Die Resultate seiner klinischen Studie erlauben den Schluß, daß eine offene Reposition und Refixation bei Frakturtypen mit Ausriß von über 50% der Kronenfortsatzhöhe notwendig ist. Bleibt mehr als 50% der Höhe des Kronenfortsatzes intakt, wird nach seinen Empfehlungen funktionell behandelt (Abb. 1a).

Stankovic [63] dagegen fordert anhand einer klinischen Studie von 17 Patienten die operative Rekonstruktion bei Verlust von über 1/6 der Zirkumferenz der Incisura trochlearis ulnae (Abb. 1b).

Beide Autoren [53, 63] beziehen sich in ihren klinischen Schlußfolgerungen ausschließlich auf das Problem des frakturierten Kronenfortsatzes.

Resümiert man die therapeutischen Erfahrungen, sind für die Prognose dieser Verletzung kurze Immobilisationszeiten und Gelenkstabilität von wesentlicher Bedeutung [18, 19, 24, 36, 40, 42, 57, 69].

– Unter welchen Voraussetzungen kann eine Instabilität auftreten?
– Wie beeinflussen die Verletzungsform des Processus coronoideus oder mögliche Kombinationsverletzungen des Radiusköpfchens die Stabilität des Gelenks?
– Wo hat der therapeutische Ansatz zu liegen?

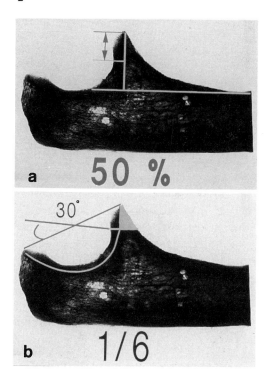

Abb. 1. a 50% Kronenfortsatzhöhe.
b 1/6 Umfang der Incisura trochlearis
ulnae

Ein Großteil der Autoren räumt aus der klinischen Erfahrung heraus dem Kronenfortsatz einen bedeutenden stabilisierenden Effekt ein [20, 27, 59, 63, 69].

Zu beantworten ist vorerst die Frage, welchen Einfluß der Kronenfortsatz generell hat, ob jede Teilverletzung desselben zum Verlust der Stabilität führt und welche latenten Instabilitäten nach Frakturen des Processus coronoideus durch zusätzliche traumatische Schäden am Ellenbogengelenk manifest werden können.

Zur Lösung dieser Fragen wurden im biomechanischen Experiment am kältekonservierten Kapsel-Band-Präparat des Ellenbogens auf das Parallelknochensystem Elle und Speiche definierte Kräfte (0, 40, 80, 120, 160 und 200 N) in 0, 90 und 125° Position des Gelenks eingeleitet und die Luxationstendenz radiologisch analysiert.

Im einzelnen erfolgte das Experiment am intakten Kapsel-Band-Präparat nach Osteotomie von 5, 10 und 15 mm des Processus coronoideus, entsprechend Höhendefekten von 25, 50 und 75% mit und ohne Radiusköpfchenresektion.

Zusätzlich wurden 44 Patienten mit 45 Frakturen des Processus coronoideus an der Chirurgischen Universitätsklinik Bergmannsheil Bochum retrospektiv klinisch kontrolliert.

Ziel war es, die experimentell gewonnenen Resultate mit den klinischen Daten zu korrelieren, um auf diese Weise ein sinnvolles Therapiekonzept zu erarbeiten.

Da gerade komplexe Ellenbogengelenksverletzungen nicht selten mit einem funktionellen Defizit enden [9, 12], war es das vorrangige Anliegen – im Hinblick auf eine frühe funktionelle Behandlung – kritisch auf die Indikation zur konservativen und operativen Behandlung einzugehen, um biomechanisch begründete und klinisch relevante Therapieempfehlungen geben zu können.

2 Untersuchungsrelevante, funktionell anatomische Anmerkung

Das menschliche Ellenbogengelenk ist ein aus 3 Teilen aufgebauter, in die Gesamtfunktion der oberen Extremität integrierter Gelenkkomplex [2, 30, 46].

Die knöcherne Führung erfolgt im Humeroulnargelenk. In diesem echten Scharniergelenk mit einem Freiheitsgrad und hoher Kongruenz umfaßt die Incisura trochlearis ulnae zangenartig die Trochlea humeri.

Das Humeroradialgelenk ist ein Kugelgelenk mit 2 Freiheitsgraden, wobei durch die Fixation des Radiusköpfchens über das Ringband an die Elle der 3. Freiheitsgrad eingeschränkt ist.

Schließlich ist im proximalen Radioulnargelenk bei Pro- und Supination eine Rotationsbewegung des Radius im osteofibrösen Ring der Incisura radialis ulnae und dem Lig. anulare radii von funktionellem Wert.

Der 3teilige Gelenkkomplex wird von einer gemeinsamen Kapsel umgeben, welche durch die beiden Seitenbänder und das Ringband verstärkt wird. Das mediale Seitenband zieht fächerförmig vom Epicondylus ulnaris zur Elle, so daß bei jeder Gelenkposition ein Teil der Bandstrukturen unter Spannung steht. Dagegen umfaßt das radiale Seitenband das Speichenköpfchen über seine Insertion am Lig. anulare radii, welches als Querverbindung für den Seitenbandzug fungiert.

Welche anatomischen Strukturen sind für die vorliegende Untersuchung relevant?

Für die verschiedentlich aufgestellte Behauptung, daß Ausrisse des Processus coronoideus durch Zugkräfte des M. brachialis und der Gelenkkapsel erfolgen, sind die exakten Insertionsstellen dieser beiden Strukturen an der Elle von Bedeutung.

Der M. brachialis entspringt breitbasig von der ventralen distalen Hälfte des Oberarmschafts und dem Septum intermusculare mediale und laterale. Seine Fasern setzen nicht unmittelbar am Processus coronoideus, sondern distal und ulnar der Basis desselben an der Tuberositas ulnae an. Die Kronenfortsatzspitze selbst bleibt also frei vom Ansatz des M. brachialis.

Durch einen Hyperextensionsmechanismus während des Luxationsvorgangs sind Rupturen des M. brachialis erklärbar. Ein Ausrißmechanismus des Processus coronoideus durch eine Zugwirkung des M. brachialis muß zumindest bei inkompletten Frakturen angezweifelt werden, da das Muskelansatzareal, die Tuberositas ulnae, distal und ulnar des Kronenfortsatzes liegt (Abb. 2a).

Aus diesem Grund muß auch der zitierte Verlust der Haltekraft des M. brachialis für die Gelenkstabilität nach Kronenfortsatzausrissen kritisch reflektiert werden. Praktisch ist eine kausale muskuläre Beteiligung nur bei sehr breitbasigem Abriß des gesamten Kronenfortsatzmassivs (Typ III) vorstellbar.

Ein Ausriß des Kronenfortsatzes ist durch Zugkräfte also nur über die Gelenkkapsel, in die Mm. articulares des M. brachialis einstrahlen, beim Überstreckvorgang

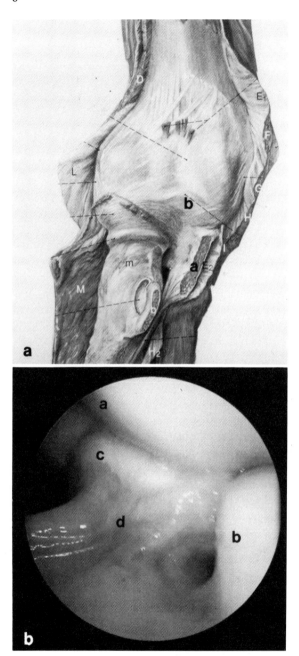

Abb. 2. a Ansatz des M. brachialis (*a*) distal des Processus coronoideus (*b*) an der Tuberositas ulnae. [Aus Pernkopf E (1989) Anatomie. In: Platzer W (Hrsg) Atlas der topographischen und angewandten Anatomie des Menschen, 2. Bd: Brust, Bauch und Extremitäten. Urban & Schwarzenberg, München + Wien + Baltimore]. **b** Athroskopischer Situs des ventralen Ellenbogengelenkkompartments (*a* Trochlea humeri, *b* Radiusköpfchen, *c* Processus coronoideus, *d* Ansatz der Capsula synovialis am Processus coronoideus)

denkbar. Die unmittelbare Spitze des Processus coronoideus selbst bleibt selten vom Kapselansatz frei, da diese an der Basis des Processus coronoideus inseriert (Abb. 2b).

Zusammenfassend sind Ausrisse des Processus coronoideus anatomisch, mit Ausnahme von breitbasigen Frakturen, welche das gesamte Massiv des Kronenfortsatzes betreffen, durch eine Zugwirkung des M. brachialis nicht erklärbar.

Möglich sind Abrißfrakturen durch einen Zugeffekt der Gelenkkapsel beim Hyperextensionsmechanismus.

Bei dorsalen Luxationen stehen pathomechanisch durch den Druck der Trochlea humeri gegen den Kronenfortsatz Scherkräfte im Vordergrund.

3 Biomechanisches Experiment

3.1 Methodik

3.1.1 Meßkette und Versuchsprinzip (Abb. 3–5)

Das Kapsel-Band-Präparat wurde in einer speziell gefertigten Meßvorrichtung, bestehend aus Grundplatte und 180°-Stahlbogen (*1*) eingespannt. Auf dem Stahlbogen ließ sich jede beliebige Stellung des Gelenks über Klemmbacken erreichen. Mit der Gewindespindel (*3*), die variabel auf einem Längsträger montiert war, kann durch Drehen eine Kraft (←) auf Elle und Speiche eingeleitet werden (Abb. 3a, b).

Die Kraftübertragung erfolgte von der Gewindespindel (*3*) auf den Unterarm in Supinationsstellung über Kugelkopfgelenke (Abb. 4).

Die Relativbewegung der Elle zum Oberarm wurde unter verschiedenen Krafteinwirkungen in der Sagittalebene kontrolliert und damit die Luxationstendenz im Humeroulnargelenk festgestellt.

Hinter der gerastert markierten Glasplatte (Abb. 4, 5) wurde mit einem definierten Abstand von der Röntgenkamera die Filmkassette aufgestellt.

Sämtliche in Schritten von 0/40/80/120/160/ und 200 N eingeleiteten Kräfte wurden durch einen Personalcomputer[1] digital angezeigt und gespeichert (Abb. 5).

3.1.2 Messung der Krafteinleitung

3.1.2.1 Beschreibung der Gewindespindel (Abb. 6)

Zum Messen einer definierten Krafteinleitung auf Elle und Speiche wurden auf plan gefrästen Flächen vor dem Drehgelenk der Gewindespindel Dehnungsmeßstreifen[2] mit axialer Ausrichtung unter dem Mikroskop aufgeklebt [4, 25].

Die Ableitungen zum Meßverstärker[3] wurden durch eine Bohrung in der Gewindespindel geführt. Zusätzlich wurden 8 Dehnungsmeßstreifen des gleichen Typs als Kontrollmeßstelle auf den Längsträger geklebt.

Über die Meßkette Gewindespindel (*3*) mit Dehnungsmeßstreifen, 4/4-Brückenschaltung und Meßverstärker konnten nun definierte Kräfte auf den Ellenbogen eingeleitet werden (Abb. 5).

---

[1] HP Vectra ES 12.
[2] Typ 1,5/120 LY11, Widerstand 120 Ohm, k-Faktor 1,88.
[3] Vielstellenmeßgerät UPM 60, Hottinger Baldwin, Meßtechnik Darmstadt.

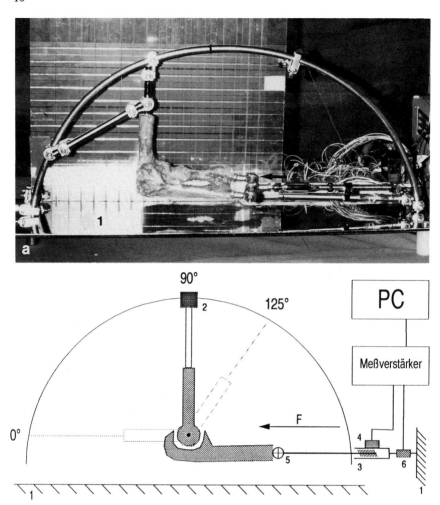

Abb. 3. a Meßvorrichtung **b** schematische Darstellung der Meßkette und Krafteinleitung auf das Kapsel-Band-Präparat mit variablen Gelenkpositionen durch Arretierung über Klemmbakken am Meßrahmen. [*1* Meßrahmen aus Stahlgrundplatte und Bogen, *2* Klemmbacken zum Variieren der Gelenkposition, *3* Gewindespiel zur Krafteinleitung auf den Unterarm, *4* Dehnungsmeßstreifen der Gewindespindel, *5* Kugelkopfgelenke zur Kraftübertragung von der Gewindespindel auf das Präparat, *6* Kontrollmeßstelle auf dem Längsträger (Dehnungsmeßstreifen), *PC* Personalcomputer (HP Vectra ES 12)]

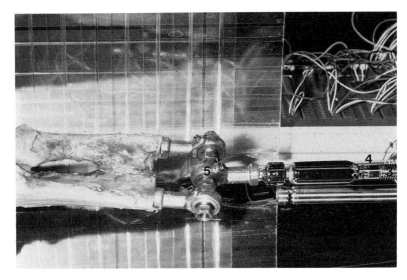

Abb. 4. Kraftüberleitung von der Gewindespindel (*3*) auf den proximalen Unterarm (*4* und *5* s. Abb. 3b)

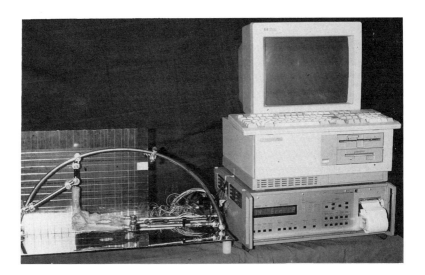

Abb. 5. Meßkette

12

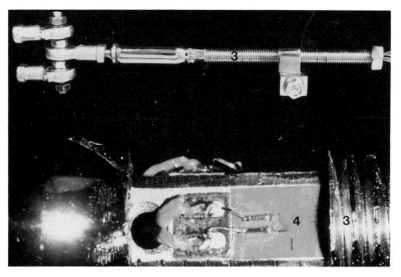

Abb. 6. Gewindespindel (*3*) mit aufgeklebten Dehnungsmeßstreifen (*4*)

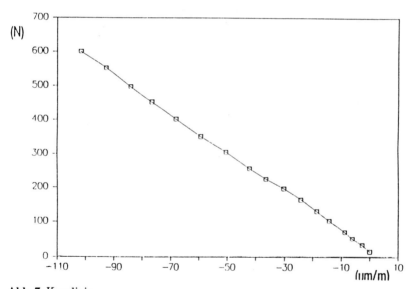

Abb. 7. Kennlinie

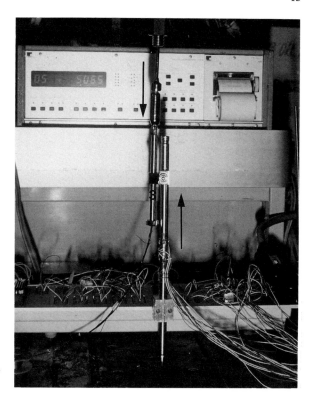

Abb. 8. Eichung der Dehnungsmeßstreifen (UTS 10)

3.1.2.2 Kennlinienermittlung der Dehnungsmeßstreifen [27]

Mit der genormten elektromechanischen Prüfmaschine[4] erfolgte die Erstellung einer
Kennlinie (Abb. 7) durch einen Druckversuch der Gewindespindel und des Längsträ-
gers (Abb. 8).

Dabei zeigte sich ein lineares Verhalten zwischen der in μ/m gemessenen Deh-
nung auf der Abszisse und der Kraft in Newton auf der Ordinate.

Mit Hilfe dieser Kennlinie konnte eine definierte Kraft durch Drehen an der Gewindespindel eingeleitet werden.

3.1.3 Analyse der Luxationstendenz

3.1.3.1 Radiologische Kontrolle der Luxationstendenz

Zur radiologischen Erfassung der Bewegung der Ulna relativ zum Humerus in der
Sagittalebene wurde eine 5-mm-Glasplatte mit Kupferdraht (ø 0,3 mm) in 20 mm Abstand vertikal und horizontal markiert (Abb. 4, 5). Bei jeder Änderung der Kraftein-

---

[4] UTS 10, Einsinger Ulm.

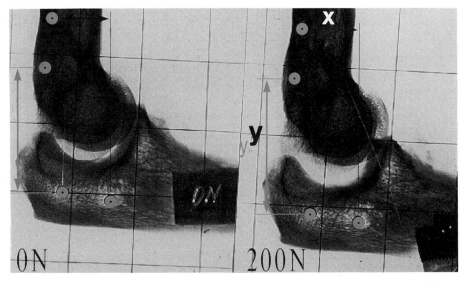

Abb. 9. Relativbewegung der Ulna in der x-Richtung (dorsal) und y-Richtung (kaudal) bei Krafteinleitung von 0 bis 200 N nach Radiusköpfchenresektion und Koronoidosteotomie 5 mm im Experiment

leitung wurde eine Röntgenaufnahme[5] mit konstantem Abstand 80 cm und orthograder Projektion auf die Röntgenkassette[6] unter standardisiert gleichen Bedingungen aufgenommen.

Die Luxationstendenz im Humeroulnargelenk – also die Relativbewegung der Elle zum Humerus – wurde über eine Markierung mit jeweils 2 auf Ulna und Humerus aufgeklebten Bleikugeln (ø 2 mm) sichtbar gemacht. Um eine artifizielle Verschiebung zu vermeiden, wurden die Bleikugeln auf 4 · 4 mm große deperiostierte Knochenareale außerhalb des Bandansatzgebiets am distalen Humerus und an die Ulna geklebt.

3.1.3.2 Auswertung der Röntgenaufnahmen durch Videodigitalisierung

Die Auswertung der angefertigten Röntgenbilder erfolgte durch Digitalisierung (Abb. 9) mit einem hochauflösenden 256-Graustufendigitizer. Dabei wurde in x- und y-Richtung des rechtwinkligen Koordinatensystems kalibriert, die Punkte abgetastet und nach Mittelwertberechnung der Abstand dieser Punkte und damit die Auslenkung in x- und y-Richtung pro eingeleiteter Kraft berechnet.

---

[5] Einpulsgenerator, Siemens.
[6] (18 x 24 cm, Spannung 60 kV, Belichtungszeit 0,12 s).

Die Bildauswertung und Berechnung der Größe der Luxationstendenz des Humeroulnargelenks erfolgte in Millimeter mit dem Framegrabber PC-Visionplus in Verbindung mit dem Software Packet JAVA[7].

3.1.4 Präparate und Lagerung

3.1.4.1 Entnahme und Lagerung der Kapsel-Band-Präparate

Am Pathologischen Institut der Universitätsklinik Bergmannsheil Bochum wurden insgesamt 8 Ellenbogenpräparate mit einem Diaphysenanteil von 8 cm am Oberarm entnommen. Die Abtrennung vom Unterarm erfolgte am Übergang vom mittleren zum proximalen Drittel.

Unmittelbar nach Entnahme erfolgte die Präparation des Bandapparats. Alle Präparate wurden durch sofortiges Tieffrieren auf –22 °C gelagert und während der experimentellen Untersuchung ständig mit Ringer-Lösung befeuchtet. An allen Kapsel-Band-Präparaten erfolgte die Untersuchung innerhalb 1 Monats.

3.1.4.2 Bogenwert der Incisura semicircularis

Vor Beginn des Versuchs wurde von allen Gelenkpräparaten eine seitliche Röntgenaufnahme angefertigt und auf dieser der Bogenwinkel der Incisura semicircularis ermittelt.

Dabei wurden Winkel von 175–185° mit einem Mittelwert von 179° gemessen. Die Bogenwinkel der verwendeten Präparate lagen hinsichtlich der anatomisch konstitutionellen Parameter im Bereich der Norm [50].

3.1.4.3 Verankerung des Präparats im Versuchsrahmen

Die Verankerung des Kapsel-Band-Präparates erfolgte am Humerus durch rotationsstabiles Einzementieren eines Stahlrohrs (9 mm), welches über Klemmbacken im Versuchsrahmen fixiert werden konnte. Im Markraum von Elle und Speiche wurde jeweils ein Stahlgewinde (M6) mit Knochenzement (Sulfix®) stabil verankert. An den Gewindestäben wurden die Achsen der Kugelkopfgelenke angeschraubt und dadurch die Verbindung mit der Gewindespindel zur Krafteinleitung hergestellt (Abb. 3–5).

3.1.4.4 Osteotomie des Processus coronoideus und Resektion des Caput radii (Abb. 10)

Standardisiert erfolgte an den Präparaten über eine ventrale Kapsulotomie unter Schonung des Bandapparats von radial eine Osteotomie mit 5, 10 und 15 mm Resektion

---

[7] Jandel Scientific USA.

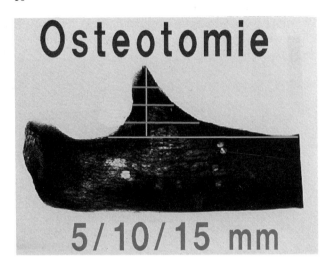

Abb. 10. Osteotomie des Processus coronoideus

des Kronenfortsatzes. Durch diese wurden Frakturen der Spitze, Frakturen mit Beteiligung bis zu 50 und solche mit Beteiligung über 50% des Kronenfortsatzes experimentell nachgeahmt.

Zur Simulierung einer Radiusköpfchentrümmerfraktur wurde dieses direkt am Collum radii quer osteotomiert und entfernt.

3.2 Biomechanik Resultate

3.2.1 Anzahl der Druckversuche und Größe der Krafteinleitung

Sämtliche Versuche erfolgten 5mal an jeweils verschiedenen Kapsel-Band-Präparaten. Es wurden insgesamt 610 Druckversuche durchgeführt und dabei 1160 Meßdaten ermittelt.

Die Größe der Krafteinleitung wurde in Schritten von 0, 40, 80, 120, 160 und 200 N dosiert und zu jedem Druckversuch eine Röntgenaufnahme angefertigt.

3.2.2 Intaktes Kapsel-Band-Präparat 0/90/125° (Abb. 11)

Bei 5 intakten Kapsel-Band-Präparaten ergab sich im Druckversuch mit einer Krafteinleitung bis 200 N eine maximale Auslenkung der Elle nach dorsal bei 0°-Stellung des Gelenks von 1,3 mm in der x-Richtung. Am geringsten war die Relativbewegung der Elle zum Oberarm bei einer Flexionsstellung von 125° mit einer Verschiebung derselben von nur 0,8 mm nach dorsal. Eine Bewegung der Elle trat nach kaudal unter diesen Bedingungen im feststellbaren Bereich nicht auf.

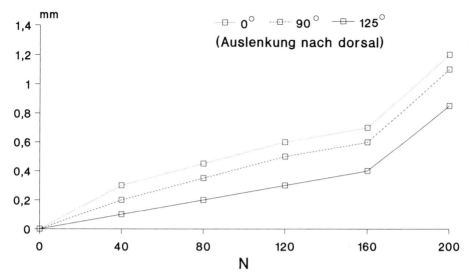

Abb. 11. Intaktes Kapsel-Band-Präparat

3.2.3 Osteotomie des Processus coronoideus

3.2.3.1 Koronoidosteotomie 5 mm 0/90/125 ° (Abb. 12 a–c)

0° (Abb. 12a): Bei 0° wurde mit einer 5-mm-Osteotomie des Kronenfortsatzes eine maximale Auslenkung der Elle von nur 1,6 mm nach dorsal und 0,8 mm nach kaudal beobachtet.

90° (Abb. 12b): Auch in dieser Stellung des Gelenks wurde bei 5 mm Osteotomie nur eine Relativbewegung der Elle zum Humerus von maximal 1,5 mm nach dorsal und 0,8 mm nach kaudal beobachtet.

125° (Abb. 12c): In der 125°-Position wurden die geringsten Relativbewegungen der Elle mit 0,85 mm nach dorsal innerhalb dieser Versuchsserie beobachtet. Eine kaudale Auslenkung der Ulna trat hier im meßbaren Bereich nicht auf.

3.2.3.2 Koronoidosteotomie 10 mm 0/90/125 ° (Abb. 13 a–c)

0° (Abb. 13a): Bei diesem Versuch betrug die Relativbewegung der Elle nach dorsal im Maximum 2,3 mm und nach kaudal 1 mm.

90° (Abb. 13b): Fast identisch zu den Bedingungen bei 0° ergab sich bei 90° Flexion eine Auslenkung der Ulna nach dorsal von 2,3 mm und nach kaudal von 1,5 mm.

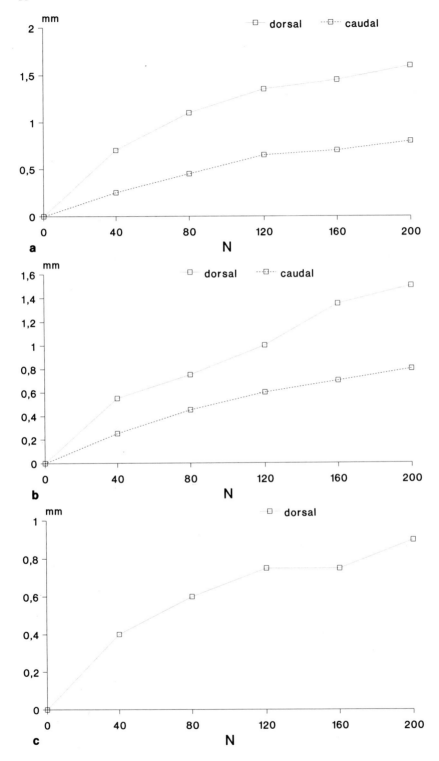

125 ° (Abb. 13c): Unter dieser Flexionsstellung war die Relativbewegung der Elle zum Humerus mit maximal 1,7 mm nach dorsal und 0,8 mm nach kaudal in dieser Versuchsgruppe am geringsten.

3.2.3.3 Koronoidosteotomie 15 mm 0/90/125 ° (Abb. 14 a–c)

0 ° (Abb. 14a): In Streckstellung wurden unter diesen Versuchsbedingungen bei 200 N Krafteinleitung deutliche Stabilitätsverluste mit einer Subluxation der Ellenzange beobachtet. Dabei betrug die Auslenkung dorsal 9 mm. Deutlich war bei diesem Versuch die Subluxation der Elle nach kaudal um 5 mm zu beobachten. Bereits bei 40 N kam es zur Verschiebung der Elle in Relation zum Humerus um 8 mm nach dorsal und 2 mm nach kaudal.

90 ° (Abb. 14b): Bei diesem Versuch war die Luxationstendenz mit einer Auslenkung nach dorsal um 4,5 mm und einer Auslenkung nach kaudal um 1,2 mm bei 200 N sehr deutlich.

125 ° (Abb. 14c): Bei 125° Flexionsstellung war die Relativbewegung der Ulna zum Humerus mit 4,5 mm nach dorsal und 0,8 mm nach kaudal innerhalb dieser Versuchsserie am geringsten.

3.2.4 Radiusköpfchenresektion/intakter Processus coronoideus 0/90/125° (Abb. 15 a–c)

Nach Resektion des Radiusköpfchen war bei intaktem Kronenfortsatz in allen oben definierten Gelenkstellungen die Auslenkung der Ulna im Maximum unter 1,5 mm, entsprach also den Versuchsergebnissen des intakten Kapsel-Band-Präparats.

3.2.5 Radiusköpfchenresektion und Osteotomie des Processus coronoideus

3.2.5.1 Radiusköpfchenresektion/Koronoidosteotomie 5 mm (Abb. 16 a–c)

0 ° (Abb. 16a): In Streckstellung war unter diesen Bedingungen eine maximale Auslenkung bei 200 N von 1,5 mm nach dorsal und 4,2 mm nach kaudal erkennbar.

90 ° (Abb. 16b): Auch bei dieser Gelenkposition war die Luxationstendenz mit einer maximalen Auslenkung von 1 mm nach dorsal und 3,3 mm nach kaudal bei 200 N deutlich erkennbar.

Abb. 12. a Processus coronoideus: Osteotomie (5 mm) 0°. **b** Processus coronoideus: Osteotomie (5 mm) 90°. **c** Processus coronoideus: Osteotomie (5 mm) 125°

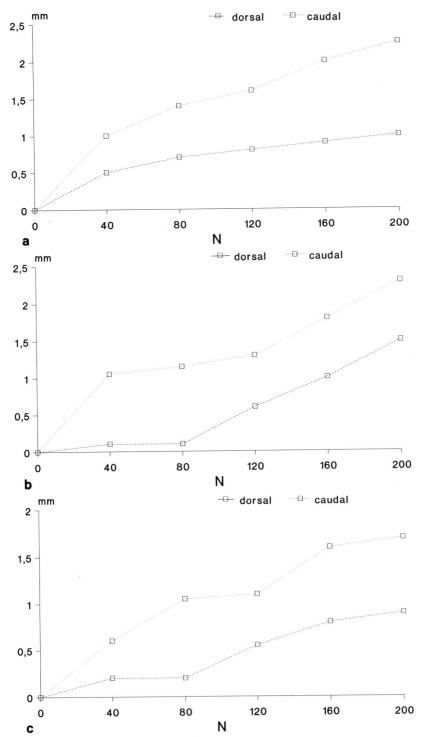

Abb. 13. a Processus coronoideus: Osteotomie (10 mm) 0°. **b** Processus coronoideus: Osteotomie (10 mm) 90°. **c** Processus coronoideus: Osteotomie (10 mm) 125°

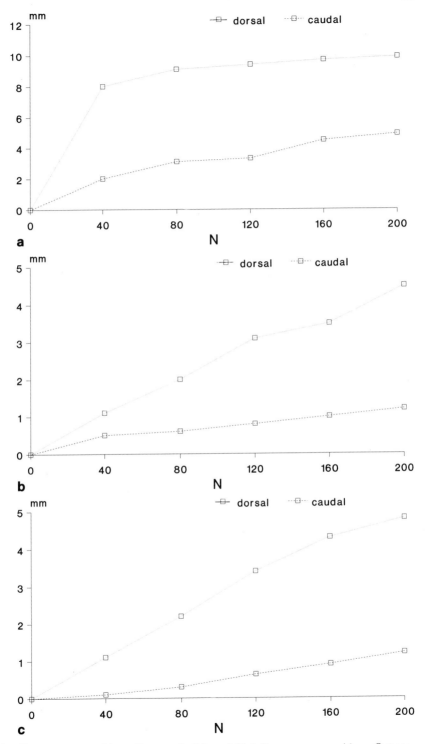

Abb. 14. a Processus coronoideus: Osteotomie (15 mm) 0°. **b** Processus coronoideus: Osteotomie (15 mm) 90°. **c** Processus coronoideus: Osteotomie (15 mm) 125°

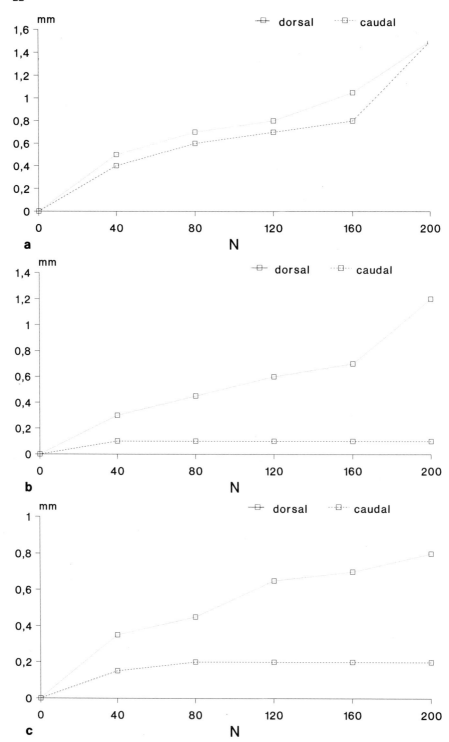

Abb. 15 a–c. Radiusköpfchenresektionen (Processus coronoideus: intakt) **a** 0°, **b** 90°, **c** 125°

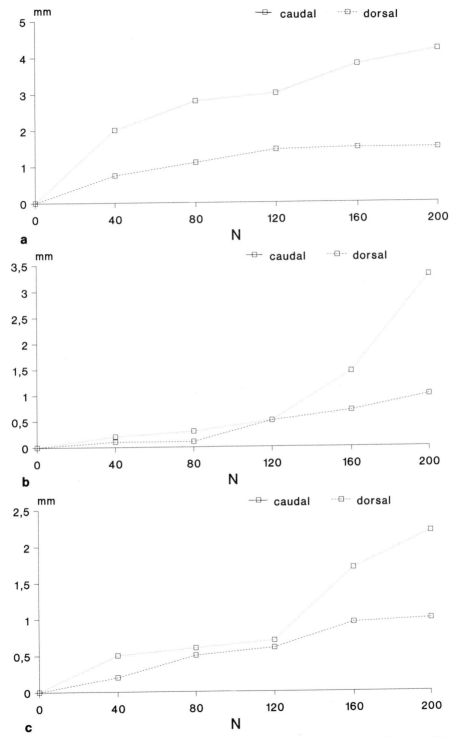

Abb. 16 a–c. Radiusköpfchenresektionen (Processus coronoideus: Osteotomie (5 mm) **a** 0°, **b** 90°, **c** 125°

24

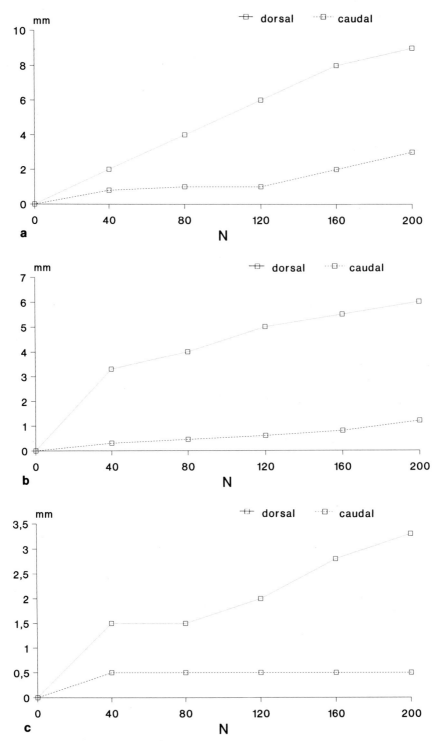

Abb. 17 a–c. Radiusköpfchenresektionen (Processus coronoideus: Osteotomie (10 mm) **a** 0°, **b** 90°, **c** 125° (··❑·· dorsal, --❑-- kaudal)

125° (Abb. 16c): Bei diesem Versuch ergab sich im Vergleich zu 0 und 90° eine geringere relative Verschiebung der Ulna zum Humerus von maximal 0,8 mm nach dorsal und 2,2 mm nach kaudal.

3.2.5.2 Radiusköpfchenresektion/Koronoidosteotomie 10 mm (Abb. 17 a–c)

0° (Abb. 17a): Bei diesem Versuch trat eine Luxation des Gelenks mit maximaler Verschiebung der Ulna zum Humerus von 9 mm nach dorsal und 3 mm nach kaudal ein.

90° (Abb. 17b): Bei 90° Flexionsstellung trat ebenfalls eine deutliche Relativbewegung der Elle mit einem Maximum von 6 mm nach dorsal und 1,2 mm nach kaudal auf.

125° (Abb. 17c): In dieser Beugestellung war der Stabilitätsverlust in Analogie zu den vorherigen Beispielen mit einer maximalen Auslenkung von 3,2 mm nach dorsal und 0,5 mm nach kaudal geringer.

3.2.5.3 Radiusköpfchenresektion/Koronoidosteotomie 15 mm

Die letzte Messung mit Radiusköpfchenresektion und 15-mm-Osteotomie des Processus coronoideus konnte wegen völliger Gelenkinstabilität nicht mehr durchgeführt werden.

3.2.6 Gelenkposition/Stabilität (Abb. 18)

Bei allen biomechanischen Versuchen wurde in der Position 125° im Vergleich zur 0°-Streckstellung die geringste Luxationstendenz im Humeroulnargelenk festgestellt.

Zur Objektivierung des Unterschieds der Stabilität in den Positionen 0 und 125° wurde die Differenz der maximalen Auslenkung der Ulna im Humeroulnargelenk mit 200 N Krafteinleitung in 0- und 125°-Stellung errechnet.

Dabei wurde die Auslenkung der Elle in der 0°-Position mit 100% gewertet und der Stabilitätszuwachs durch die verminderte Auslenkung der Elle in der 125°-Position prozentual ermittelt.

Ein Wechsel von der 0°- zur 125°-Position ergab eine Zunahme der Stabilität zugunsten der Flexionsstellung von 30–55%. Im Mittel betrug der positionsabhängige Stabilitätsgewinn 44%.

26

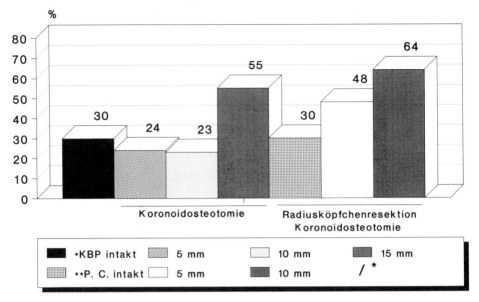

Abb. 18. Stabilitätszunahme in %, Gelenkposition 0–125° (*KBP* Kapsel-Band-Präparat, *P.C.* Processus coronoideus)

3.3 Biomechanik/Zusammenfassung

3.3.1 Intaktes Kapsel-Band-Präparat

Im statischen Experiment resultierte am intakten Kapsel-Band-Präparat bei einer Krafteinleitung von 200 N nur eine maximale Verschiebung der Elle zum Oberarm nach dorsal von 1,2 mm.

3.3.2 Osteotomie des Kronenfortsatzes (Abb. 19)

3.3.2.1 Osteotomie 5 mm

Nach einer Osteotomie von 5 mm wurde bei einer Krafteinleitung von 200 N auch in diesem Experiment nur eine geringe Relativbewegung der Elle zum Oberarm von 1,6 mm nach dorsal und 0,8 mm nach kaudal beobachtet.

Somit war diese Versuchssituation praktisch identisch mit den Stabilitätsverhältnissen am intakten Kapsel-Band-Präparat. Im Experiment konnte hier durch eine Kronenfortsatzosteotomie von 5 mm, die klinisch einem Spitzenausriß entspricht, bei intaktem Radiusköpfchen kein negativer Stabilitätseffekt gefunden werden.

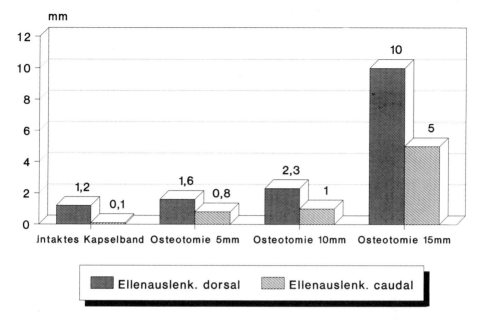

Abb. 19. Stabilitätsverlust im Humerusgelenk nach Osteotomie des Processus coronoideus (5/10/15 mm) (Krafteinleitung 200 N in Streckstellung)

3.3.2.2 Osteotomie 10 mm

Auch bei einer 10-mm-Ostetomie, die klinisch einer Fraktur mit Beteiligung von 50% entspricht, kam es in Streckstellung bei 200 N nur zu einer maximalen Auslenkung der Elle im Humeroulnargelenk von 2,3 mm nach dorsal und 1 mm nach kaudal.

3.3.2.3 Osteotomie 15 mm

Erst durch eine 15-mm-Osteotomie des Kronenfortsatzes, die einer Fraktur mit Beteiligung von über 50% entspricht, kam es zum deutlichen Stabilitätsverlust mit Luxation des Humeroulnargelenks. Dabei wurde eine Auslenkung der Elle in Extension nach dorsal von 9 mm und nach kaudal von 5 mm ermittelt.

3.3.3 Radiusköpfchenresektion und Osteotomie des Processus coronoideus (5/10 mm) (Abb. 20)

3.3.3.1 Intakter Kronenfortsatz

Nach Radiusköpfchenresektion kam es bei intaktem Kronenfortsatz und 200 N Krafteinleitung in Streckstellung nur zu einer maximalen Auslenkung der Elle von 1,5 mm

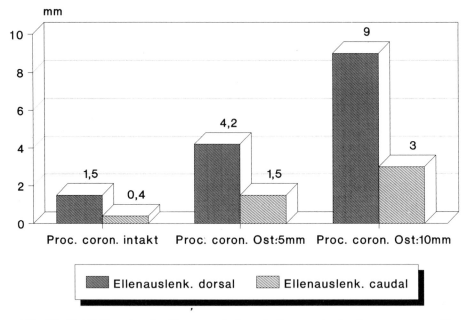

Abb. 20. Stabilitätsverlust im Humerusgelenk nach Osteotomie des Processus coronoideus (5/10 mm) und Radiusköpfchenresektion (Krafteinleitung 200 N in Streckstellung)

nach dorsal. Somit wurde hinsichtlich der Stabilität des Gelenks im Vergleich zum intakten Kapsel-Band-Präparat kein Unterschied festgestellt.

3.3.3.2 Osteotomie 5 mm

Nach Resektion des Radiusköpfchens in Kombination mit einer Kronenfortsatz-osteotomie von 5 mm (durch diese wird ein Radiusköpfchentrümmerbruch mit Spitzenabriß des Kronenfortsatzes simuliert) kam es in Streckstellung bei 200 N bereits zu einer Auslenkung der Elle im Humeroulnargelenk von 1,5 mm nach dorsal und 4,2 mm nach kaudal. Somit trat unter diesen Voraussetzungen bereits bei Verlust des radialen Kraftträgers eine Subluxation im Humeroulnargelenk auf.

3.3.3.3 Osteotomie 10 mm

Wurden schließlich 10 mm des Kronenfortsatzes osteotomiert, kam es bei zusätzlicher Resektion des Radiusköpfchens bereits bei 80 N Krafteinleitung in Streckstellung zur Subluxation von 4 mm nach dorsal und 1 mm nach kaudal.
Bei 200 N trat ohne radialen Kraftträger ein eindeutig negativer Stabilitätseffekt mit Luxation ein. Durch dieses Experiment wurde klinisch ein Kronenfortsatzbruch mit einer Beteiligung von weniger als 50% in Kombination mit einem Radiusköpfchentrümmerbruch simuliert.

Die Luxation der Elle erfolgte dabei durch eine Verschiebung derselben um 9 mm nach dorsal und 3 mm nach kaudal.

3.3.4 Gelenkposition/Stabilität

Ein Vergleich der Stabilität des Kapsel-Band-Präparats von der 0°- zur 125°-Position ergab bei allen durchgeführten Messungen einen Stabilitätsgewinn zugunsten der 125°-Position von 30–55% (Abb. 18). Durchschnittlich betrug der Stabilitätszuwachs bei einer Krafteinleitung von 200 N 44%.

3.4 Schlußfolgerung/biomechanisches Experiment

Nach Osteotomie von 5 und 10 mm des Processus coronoideus, diese entsprechen einem Verlust der Kronenfortsatzhöhe von 25 bzw. 50%, kam es in den Gelenkpositionen 0, 90 und 125° bei einer Krafteinleitung bis 200 N zu keinem negativen Stabilitätseffekt, also zu keiner Luxation oder Subluxation des Gelenks.

Die maximal gemessene Auslenkung der Elle im Humeroulnargelenk betrug nur 2,3 mm nach dorsal und 1 mm nach kaudal.

Dagegen kam es nach Osteotomie von 15 mm, die einem Defekt der Kronenfortsatzhöhe von 75% entspricht, zu einem deutlichen Stabilitätsverlust mit Luxation des Humeroulnargelenks. Die Auslenkung der Elle betrug bei einer Krafteinleitung von 200 N in diesem Experiment trotz intaktem Speichenköpfchen 9 mm nach dorsal und 5 mm nach kaudal.

Wurde im Experiment zusätzlich das Radiusköpfchen reseziert – diese Versuchsanordnung entspricht einer Radiusköpfchentrümmerfraktur mit Verlust des radialen Kraftträgers – kam es bereits bei einer 5-mm-Osteotomie, also einem Höhendefekt von 25% des Processus coronoideus, zum Stabilitätsverlust mit Subluxation im Humeroulnargelenk. Das Subluxationsphänomen äußerte sich experimentell durch eine maximale Auslenkung der Elle im Humeroulnargelenk von 1,5 mm nach dorsal und 4,2 mm nach kaudal bei einer Krafteinleitung von 200 N.

Nach Osteotomie von 10 mm, die einem Defekt von 50% der Kronenfortsatzhöhe entspricht, kam es bei zusätzlicher Radiusköpfchenresektion und 200 N Krafteinleitung zur Luxation im Humeroulnargelenk mit Dislokation der Elle um 9 mm nach dorsal und 3 mm nach kaudal. Auf die Messung mit der Versuchsanordnung Speichenköpfchenresektion mit Kronenfortsatzosteotomie von 15 mm mußte wegen völliger Instabilität des Gelenks verzichtet werden, da sich hierbei plausible Daten nicht gewinnen ließen.

Zusammenfassend ergaben die biomechanischen Resultate bei isolierter Verletzung des Kronenfortsatzes bis zu Höhendefekten von 50% absolut stabile Gelenkverhältnisse.

Bei zusätzlichem Verlust des radialen Kraftträgers dagegen trat bereits bei einem Höhendefekt von 25% des Kronenfortsatzes ein Subluxationsphänomen auf.

Bei allen durchgeführten Versuchen mit einem Substanzdefekt von 75% des Kronenfortsatzes wurde sowohl bei intaktem als auch reseziertem Radiusköpfchen eindeutig ein Verlust der Stabilität mit Luxation beobachtet.

4 Klinische Studie

4.1 Methodik/Untersuchungsparameter

Die Studie erfolgte in Form einer retrospektiven Analyse mit Einbestellung des Patienten zur klinischen und radiologischen Kontrolle. Zur Objektivierung der klinischen Resultate wurden folgende Parameter ausgewertet.

Frakturtyp [53]: Es erfolgte eine Einteilung der Kronenfortsatzbrüche in Typ I (Verletzung mit Spitzenabriß), Typ II (Frakturbeteiligung bis zu 50% des Processus coronoideus) und Typ III (Frakturbeteiligung von mehr als 50% des Processus coronoideus).

Begleitverletzungen: Im Rahmen der komplexen Ellenbogenverletzung wurden hier begleitende Verletzungen des proximalen Radius und der Ulna sowie des distalen Humerus berücksichtigt.

Stabilität des Ellenbogengelenks nach gedeckter Reposition bzw. Frakturtyp und Begleitverletzung: Aus den Aufzeichnungen der Krankenunterlagen und den Röntgenbildern nach Unfall und Reposition wurden alle Patienten bezüglich der Gelenkstabilität nach gedeckter Reposition analysiert.

Behandlungstaktik: Die behandelten Patienten wurden hinsichtlich des Therapieverfahrens konservativ und operativ analysiert. Bei den operativ behandelten Patienten erfolgte zusätzlich ein Vergleich der Parameter Operationszeitpunkt nach dem Unfall und Operationstechnik.

Postoperative Ruhigstellungsdauer

Funktion zum Nachuntersuchungszeitpunkt: Die Funktion zum Nachuntersuchungszeitpunkt wurde für das verletzte Ellenbogengelenk mit der Neutralnullmethode dokumentiert.

Röntgenkontrolle bei Nachuntersuchung: Zum Nachuntersuchungszeitpunkt wurden Röntgenkontrollen von vorne und seitlich zur Analyse der heterotopen Ossifikation angefertigt.

4.2 Korrelation der Untersuchungsparameter

Im Hinblick auf eine Therapieempfehlung
wurden folgende Parameter korreliert:

Frakturtyp ⇔ Begleitverletzungen
Frakturtyp ⇔ funktionelles Resultat
Stabilität ⇔ Frakturtyp ⇔ Begleitverletzung
Begleitverletzung ⇔ funktionelles Resultat
Operationszeitpunkt ⇔ funktionelles Resultat
Operationstechnik ⇔ funktionelles Resultat
Immobilisationsdauer ⇔ funktionelles Resultat
Heterotope Ossifikation ⇔ Begleitverletzung
Heterotope Ossifikation ⇔ Operationszeitpunkt
Heterotope Ossifikation ⇔ Behandlungstaktik
Heterotope Ossifikation ⇔ funktionelles Resultat

4.3 Klinische Resultate

4.3.1 Übersichtstabelle, Zahl, Alter Geschlecht und Nachuntersuchungszeitraum

Vom 1.1.1979 bis 1.1.1990 wurden an der Chirurgischen Universitätsklinik Bergmannsheil Bochum 44 Patienten mit 45 Frakturen des Processus coronoideus behandelt (Tabelle 1).

Von 29 Männern und 15 Frauen mit einer Altersspanne zwischen 11 und 79 Jahren wurde im Mittel ein Alter von 40 Jahren errechnet.

Durchschnittlich 4 Jahre und 7 Monate nach dem Unfall konnten 39 Patienten mit 40 Frakturen des Kronenfortsatzes im Rahmen einer klinischen Nachuntersuchung oder durch ein chirurgisches Gutachten retrospektiv kontrolliert werden.

5 Patienten konnten einmal wegen Tod und 4mal wegen Wohnsitzwechsel nicht untersucht werden.

Die Nachuntersuchung erstreckte sich über einen Zeitraum von 1–10 Jahren.

4.3.2 Verletzungsursache (Tabelle 2)

Von 45 Frakturen des Kronenfortsatzes wurden 21 (47%) durch einen Sturz auf ebenem Boden verursacht.

15 Patienten (33%) zogen sich diese Verletzung bei einem Sturz aus großer Höhe zu. 9 Patienten (20%) erlitten einen Bruch des Kronenfortsatzes durch einen Auto- oder Zweiradunfall.

33

Tabelle 1. Patientenübersicht (n = 45 Frakturen des Processus coronoideus)

N.	Typ	Verletzungs-Kombination	Konservativ	Operativ Operations-zeitpunkt	Technik	Immobilisation Art	Dauer (Wochen)	NU (Jahre)	Funktion (Grad) in S.	VAD	HTO	Komplikation	Sekundäre Operation
1	I	Lux.	–	p	OTR/BD	OAG	3	11	0/0/130	80/0/80	–	–	–
2	I	Lux.	–	p	OTR/Naht	OAG	3	–	–	–	–	–	–
3	I	Lux.	–	1 d	OTR/Naht	OAG	3	7	0/10/130	90/0/90	–	–	–
4	I	Lux.	–	5 d	OTR/Naht	OAG	3	2	0/10/125	90/0/90	+	–	–
5	I	Lux.	GR	p	–	OAG	3	10	0/0/140	90/0/90	–	–	–
6	II	Lux.	–	p	OTR/Naht	OAG	3	10	0/0/130	90/0/90	–	–	–
7	II	Lux.	–	p	OTR/Naht	OAG	3	–	–	–	–	–	–
8	II	Lux.	–	p	OTR/ZS	OAG	3	2	0/30/130	90/0/90	+	–	–
9	II	Lux.	–	p	OTR/ZS	OAG	3	–	–	–	–	–	–
10	III	Lux.	–	p	OTR/ZS	OAG	3	7	0/10/140	90/0/90	–	–	–
11	III	Lux.	–	p	OTR/Naht	OAG	3	2	0/0/130	90/0/90	–	–	–
12	III	Lux.	–	8 d	OTR/Naht	OAG	3	3	0/10/130	90/0/90	–	–	–
13	III	Lux	GR	5 Monate	Aufbauplastik P.C. (cort. spong.)	intermittierender OAG wegen rezidivierende Lux.	> 3	2	0/20/100	90/0/90	+	Rezidivierende Lux.	AL
14	I	Lux./RKF	GR	p	–	OAG	3	5	0/10/120	70/0/70	–	–	AL/RKR
15*	I	Lux./RKF	GR	p	–	OAG	7	1	0/30/100	70/0/70	–	–	AL

Tabelle 1 (Fortsetzung)

N.	Typ	Verletzungs-Kombination	Konservativ	Operativ Operations-zeitpunkt	Technik	Immobilisation Art	Dauer (Wochen)	NU (Jahre)	Funktion (Grad) in S.	VAD	HTO	Komplikation	Sekundäre Operation
16	I	Lux./RKF	BDT	p	–	OAG	10	10	0/30/130	30/0/70	–	–	–
17	I	Lux./RKF	–	p	OTR/Naht/RKF OR/ZS	OAG	3	7	0/0/130	70/0/70	–	–	–
18	I	Lux./RKF	–	p	OTR/Naht/RKF OR/ZS	OAG	3	3	0/10/120	70/0/70	–	Sensitive Ulnaris-parese	–
19	I	Lux./RKF	–	p	OTR/ZS RKF/OR/ZS	OAG	3	1	0/0/130	60/0/80	–	–	–
20	I	Lux./RKF	–	p	P.C./konservativ/RKF OR/BD	OAG	6	3	0/10/130	70/0/70	–	Varus-kippung des Radius-köpfchens	–
21	I	Lux./RKF	–	p	OTR/Naht/RKF	OAG	2	–	–	–	–	–	–
22	I	Lux./RKF	–	p	OTR/Naht/RKF	OAG	3	4	0/10/130	70/0/80	–	–	–
23*	I	Lux./RKF/OL/P	–	10 d	OTR/BD/ RKF/OR	OAG	2	2	0/50/120	20/0/20	+	–	AL
24*	I	Lux./RKF	–	9 d	OTR/Naht/RKR	OAG	3	–	–	–	–	–	–
25	I	Lux./RKF	–	p	OTR/Naht/RKF OR/ZS	OAG	3	4	0/0/140	60/0/90	–	–	–
26*	I	Lux./RKF	–	12 d	OTR/Naht/RKR	OAG	4	2	0/40/90	10/0/40	+	–	AL

Nr.		Diagnose			Therapie							
27	I	Lux./RKF	–	p	P.C./konservativ/RKR	OAG	3	6	0/10/130	80/0/40	–	–	–
28	I	Lux./RKF	–	p	OTR/Naht/RKR	OAG	3	4	0/10/130	80/0/90	–	–	–
29*	I	Lux./RKF	–	5 d	OTR/ZS/RKR	OAG	3	3	0/10/140	80/0/70	–	–	–
30	I	Lux./RKF	–	p	OTR/Naht/RKP	OAG	3	6	0/20/140	80/0/80	–	–	–
31*	II	Lux./RKF (rechts)	GR	11 d 5 Monate	RKR RKP	OAG	5	3	0/40/110	20/0/20	+	Rezidivierende Lux.	AL
32*	II	Lux./RKF (links)	GR	11 d 5 Monate	RKR RKP	OAG	5	3	0/20/110	90/0/50	+	Rezidivierende Lux.	AL
33	II	Lux./RKF	–	1 d	OTR/Naht/RKR RRS/Naht	OAG	3	2	0/20/130	80/0/70	–	–	–
34*	II	Lux./RKF	–	3 d	OTR/Naht/RKF OR/ZS	OAG	3	4	0/20/130	70/0/70	–	–	–
35	II	Lux./RKF	GR/BT	p	–	OAG	8	10	0/30/130	90/0/90	–	–	–
36	III	Lux./RKF/P	–	p	OTR/Naht/RK OR/ZS	OAG	3	6	0/10/130	70/0/70	–	–	–
37	III	Lux./Olecranonfraktur		p	OTR/ZS/ OR/ZGO	OAG	3	2	0/10/130	70/0/80	–	–	–
38	III	Lux./Olecranonfraktur		p	OTR/ZS/ OR/DPO	OAG	6	6	0/20/140	90/0/80	–	–	–
39	III	Lux./Olecranonfraktur		p	OTR/ZS/ OR/DPO	OAG	3	5	0/20/130	90/0/90	–	–	–
40	II	Lux./RKF Olecranonfraktur	–	p	OTR/Naht/RKF OR/ZS/ZGO	OAG	3	4	0/10/140	70/0/70	–	–	–

Tabelle 1 (Fortsetzung)

N.	Typ	Verletzungs-Kombination	Konservativ	Operativ Operations-zeitpunkt	Technik	Immobilisation Art	Dauer (Wochen)	NU (Jahre)	Funktion (Grad) in S.	VAD	HTO	Komplikation	Sekundäre Operation
41	III	Lux./RKF Olecranonfraktur	–	p	OTR/Naht/RKF OR/ZS/ZGO	OAG	6	2	0/20/130	70/0/80	–	–	–
42	III	Lux./RKF Olecranonfraktur	–	p	P.C./konservativ/RKF OR/ZS/DPO	OAG	8	5	0/30/130	70/0/70	–	–	–
43	III	Lux./RKF Olecranonfraktur	–	p	OTR/Naht/RKR OAG ZGO	OAG	3	3	0/10/70	70/0/70	–	–	–
44	III	Lux./RKF Olecranonfraktur	–	p	OTR/ZS/RKF Funktionell/ZGO	OAG	3	6	0/10/130	70/0/80	–	–	–
45	I	Lux./Condylus -radialis-Fraktur	–	4 d	OTR/Naht Condylus radialis/BD	OAG	3	3	0/10/140	90/0/90	–	Radialisparese	–

Verzeichnis der in den Tabellen verwendeten Abkürzungen s. S. IX

37

Tabelle 2. Verletzungsursachen

	n	%
Sturz auf ebenem Boden	21	47
Sturz aus großer Höhe	15	33
Autounfall	4	9
Motor- und Fahrradsturz	5	11
Gesamt:	45	100

4.3.3 Frakturtyp des Processus coronoideus (Tabelle 3)

Bei 23 Patienten (51%) kam es zu Typ-I-Verletzungen mit Ausriß der Kronenfortsatzspitze (Abb. 21), 10 Patienten (22%) hatten Frakturen des Typs II (Abb. 22) mit bis zu 50% und 12 Patienten (27%) Frakturen des Typs III mit über 50% Beteiligung des Kronenfortsatzes (Abb. 23).

Tabelle 3. Frakturtyp

Typ	n	%
I	23	51
II	10	22
III	12	27
Gesamt:	45	100

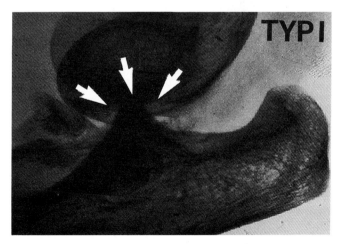

Abb. 21. Kronenfortsatzspitzenabriß mit Luxation und multifragmentärer Zertrümmerung des Speichenköpfchens

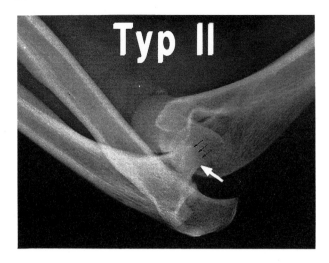

Abb. 22. Frakturbeteiligung
bis zu 50%

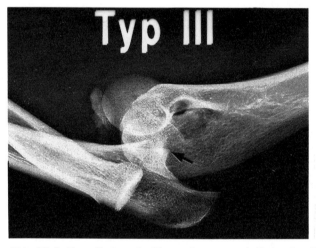

Abb. 23. Isolierte Fraktur des Kronenfortsatzes mit Frakturbeteiligung von über 50% und Luxation

4.3.4 Verletzungskombination/Frakturtyp des Processus coronoideus (Tabelle 4)

Häufigste Verletzungskombination bei Kronenfortsatzbrüchen war mit 51% die zusätzliche Luxation des Gelenks mit einer Radiusköpfchenfraktur. Bei dieser Verletzungskonstellation wurde zu 74%, also überwiegend, eine Typ-I-Fraktur (Abb. 24 a–e), zu 22% eine Typ-II-Fraktur (Abb. 25 a–f) und nur zu 4% eine Typ-III-Fraktur des Kronenfortsatzes beobachtet.

Tabelle 4. Verletzungskombinationen

Verletzungskombinationen	Frakturtyp	n	%
Lux./P.C. (29%)	I	5	38
	II	4	31
	III	4	31
Lux./P.C./Caput radii (51%)	I	17	74
	II	5	22
	III	1	4
Lux./P.C./Olecranon (7%)	I	0	
	II	0	
	III	3	
Lux./P.C./Olecranon	I	0	
Caput radii (11%)	II	1	
	III	4	
Lux./P.C./	I	1	
Condylus radialis (2%)	II		
	III		
Gesamt:		45	

Zweithäufigste Verletzung war die Kombination Fraktur des Processus coronoideus und Luxation des Gelenks in 29% (Abb. 26 a–e). Dabei wurden in dieser Gruppe 38% Typ-I- und zu jeweils 31% Frakturen des Typ II und III beobachtet (Tabelle 4).

11% der Patienten hatten zusätzlich zur Luxation mit Kronenfortsatz- und Radiusköpfchenfraktur eine Olecranonfraktur (Tabelle 4).

Bei diesen Patienten kam es einmal zu Typ-II- und 4mal zu Typ-III-Frakturen (Abb. 27 a–c).

7% der Patienten hatten die Kombination Luxation des Ellenbogengelenks mit Fraktur des Processus coronoideus und Olecranon. Alle 3 Patienten mit dieser Verletzungskombination hatten eine Typ-III-Fraktur.

Bei einem Patienten wurde eine Luxation mit Fraktur des Processus coronoideus (Typ I) in Kombination mit einer Fraktur des Condylus radialis humeri beobachtet (Abb. 28 a–e).

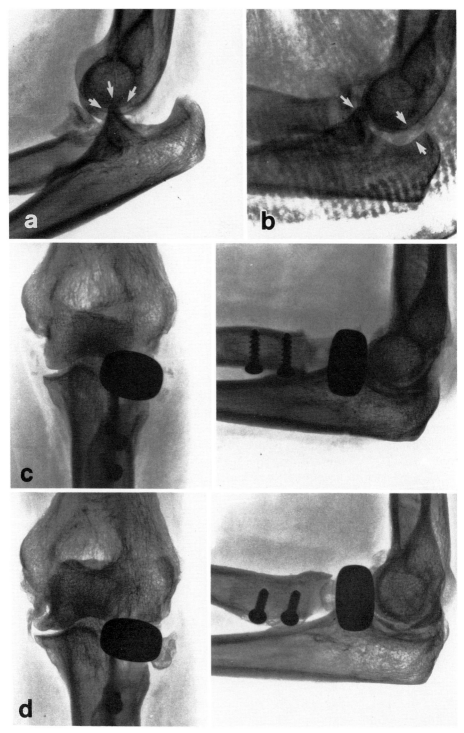

Abb. 24 a–d

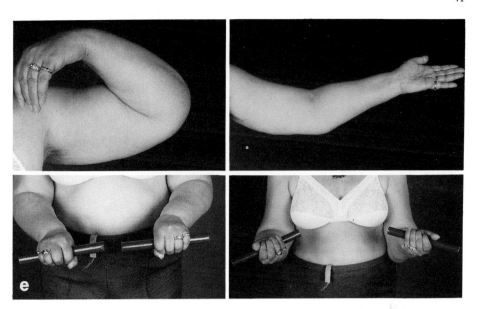

Abb. 24. a Luxationsfraktur mit Spitzenabriß des Processus coronoideus, Radiusköpfchentrümmerfraktur und Impression der Trochlea humeri. **b** Nach gedeckter Reposition und Retention im Oberarmspaltgipsverband Subluxation nach dorsal. **c** Offene transossäre Reinsertion des Spitzenabrisses durch Naht von dorsal. Wegen Instabilität Implantation einer isoelastischen Radiusköpfchenprothese (R. Mathys, Bettlach; Schweiz). Radiologische Verlaufskontrolle nach 1 Jahr. **d** Radiologische Verlaufskontrolle 5 Jahre nach Unfall
Abb. 24 e. Funktionelles Resultat 5 Jahre nach dem Unfall. Freie Vorderarmdrehung. Streckdefizit von 25°

Abb. 25. a Fraktur des Processus coronoideus vom Typ II in Kombination mit einer Radiusköpfchentrümmerfraktur. **b** Offene Reposition. Gelenkrevision und Exstirpation von Knorpelfragmenten der Humerusrolle. Radiusköpfchenresektion. Wegen Zertrümmerung des Kronenfortsatzbruchstückes zusätzliche Anlagerung eines Knochenfragments vom resezierten Radiusköpfchen zum vollständigen Aufbau des ulnaren Kraftträgers. Refixation mit Zugschraube. **c** Radiologische Kontrolle 3 Monate nach dem Unfall mit Konsolidierung des ausgerissenen Kronenfortsatzfragments. **25. d** Nach 5 Monaten Schraubenentfernung. Radiologische Konsolidierung. **e** Radiologische Kontrolle 2 Jahre nach Unfall. Remodelling des Processus coronoideus ulnae. **f** Funktionelles Resultat 2 Jahre nach Unfall. Freie Streckung, Beugung und Unterarmdrehung
(siehe Seite 42 und 43)

42

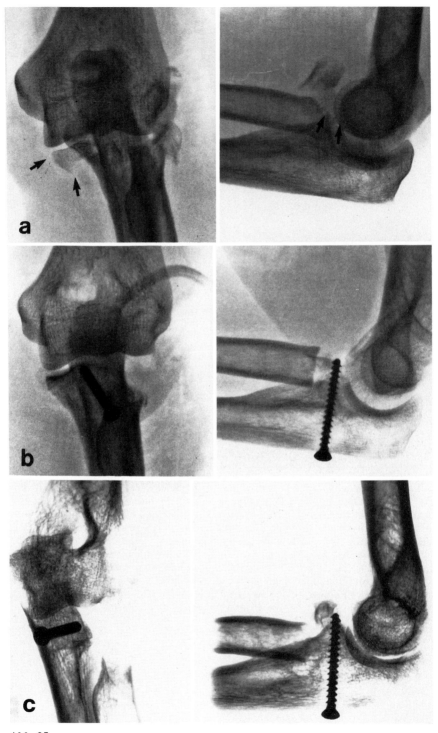

Abb. 25 a–c

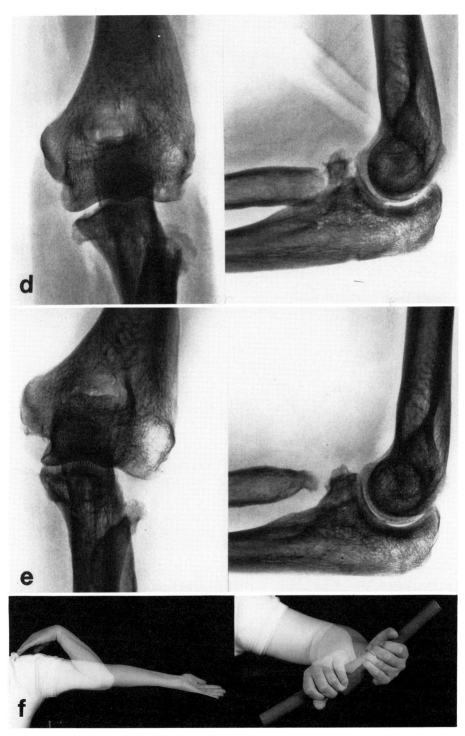

Abb. 25 d–f

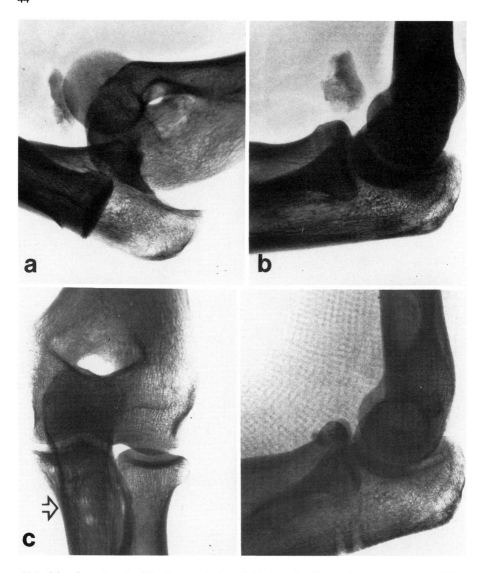

Abb. 26. a Luxation des Ellenbogengelenks mit Fraktur des Kronenfortsatzes vom Typ III. b Gedeckte Reposition. c Offene transossäre Reinsertion des Processus coronoideus durch Naht. Bohrlöcher/Reinsertionsnaht (⇑)

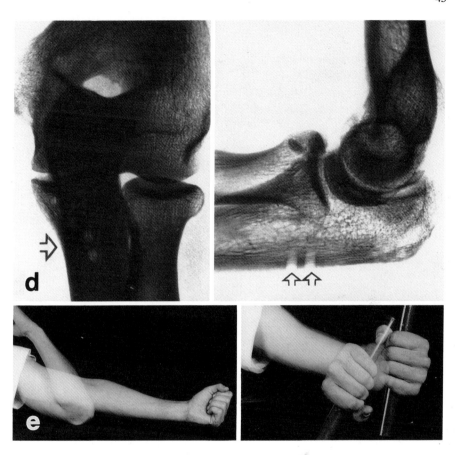

Abb. 26. d Radiologische Kontrolle mit knöcherner Konsolidierung 2 Jahre nach Unfall. **e** Funktionelles Resultat 2 Jahre nach dem Unfall. Freie Streckung, Beugung und Rotation

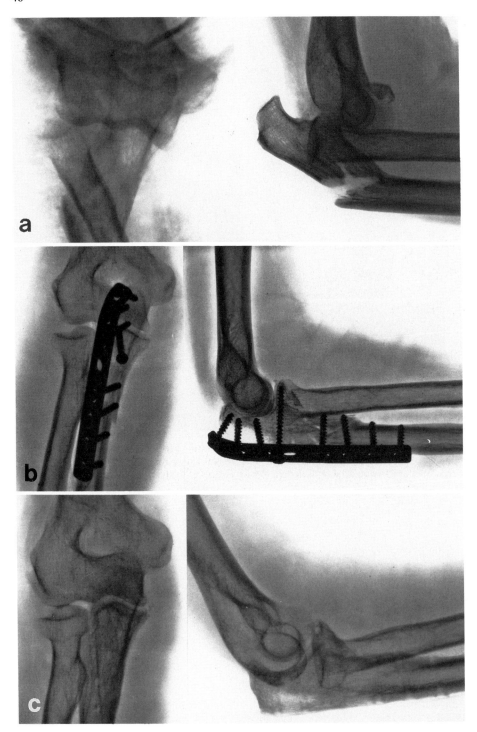

Abb. 27. a Luxationsfraktur des Ellenbogengelenks mit Typ-III-Fraktur des Processus coronoideus, Olecranon- und Radiusköpfchenfraktur. **b** Offene Reposition. Frakturstabilisierung durch Druckplattenosteosynthese und transossäre Reinsertion des Processus coronoideus mit einer Zugschraube von dorsal. **c** Metallentfernung 1 Jahr nach Unfall

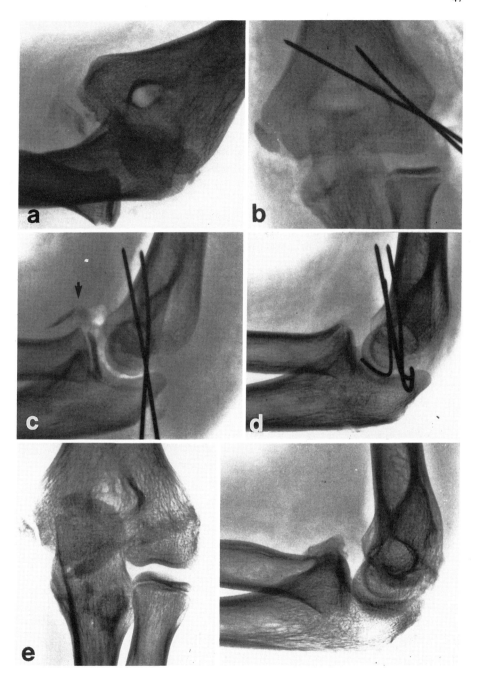

Abb. 28. a Luxation mit Fraktur des Processus coronoideus (Typ I) und Condylus radialis bei einem 11jährigen Knaben. **b** Offene Reposition und Bohrdrahtadaptation des Condylus radialis. **c** Wegen fortbestehender Luxationsneigung transossäre Refixation des Processus coronoideus (→) mit Naht von dorsal. **d** Nach 3 Wochen Gipsruhigstellung Bohrdrahtentfernung. **e** Radiologische Konsolidierung 2 Jahre nach Unfall. Vorzeitiger asymmetrischer Fugenschluß radial mit angedeuteter Schwalbenschwanzdeformität

4.3.5 Stabilität nach gedeckter Reposition/Frakturtyp und Verletzungskombination

4.3.5.1 Typ-I-Fraktur des Kronenfortsatzes (Tabelle 5)

Von 23 Patienten mit Typ-I-Frakturen wurde bei 5 Patienten mit Luxation und isolierter Fraktur des Processus coronoideus retrospektiv bei Durchsicht der Röntgenbilder und Krankenunterlagen kein Hinweis auf eine Instabilität gefunden.

Auch bei 5 Patienten mit Typ-I-Frakturen und der Kombinationsverletzung Luxation, Fraktur des Processus coronoideus und Radiusköpfchenfraktur war das Ellenbogengelenk stabil. Bei diesen Patienten war der radiale Kraftträger in der Stabilität durch eine Radiusköpfchenmeißelfraktur ($n = 3$) und kleinen Randabbrüchen ($n = 2$) nicht beeinträchtigt.

Dagegen wurde bei den restlichen 13 Patienten eine klinische Instabilität festgestellt. Im Einzelnen lag bei diesen Patienten 10mal eine Radiusköpfchentrümmerfraktur, 2mal eine Impressionsfraktur zur Humerusrolle und bei 1 Patienten eine Fraktur des Condylus radialis vor.

Tabelle 5. Typ-I-Frakturen

n	Verletzungskombination	Stabilität
5	Lux.	Stabil
5	Lux./RKF[a]	Stabil
10	Lux./RKTF	Instabil
2	Lux./Impressionsfraktur/Humerus radialis	Instabil
1	Lux./Condylus-radialis-Fraktur	Instabil
23		

[a] Meißelfraktur ($n = 3$) und Randabbruch ($n = 2$).

4.3.5.2 Typ-II-Fraktur des Kronenfortsatzes (Tabelle 6)

Bei 10 Patienten mit Typ-II-Frakturen war das Ellenbogengelenk 4mal in Kombination mit einer Luxation dennoch stabil.

Dagegen kam es bei Kombinationsverletzungen 5mal mit einer Radiusköpfchentrümmerfraktur zur dorsalen Instabilität.

Bei einem Patienten mit Typ-II-Fraktur kam es bei zusätzlicher Radiusköpfchen- und Olecranonfraktur ebenfalls zur Instabilität nach dorsal.

Tabelle 6. Typ-II-Frakturen

n	Verletzungskombination	Instabilität
4	Lux.	Stabil
5	Lux./RKTF	Instabil
1	Lux./RKF/Olecranonfraktur	Instabil
10		

4.3.5.3 Typ-III-Fraktur des Kronenfortsatzes

Von 12 Patienten mit Typ-III-Frakturen hatten alle Patienten, unabhängig von den Begleitverletzungen nach gedeckter Reposition und klinischer Prüfung eine Instabilität nach dorsal im Humeroulnargelenk.

Drei von diesen Patienten hatten die Typ-III-Fraktur isoliert zur Luxation des Ellenbogengelenks. Nach gedeckter Reposition wurde bei diesen Patienten eine anatomische Artikulation des Humeroulnargelenks durch Retention im Oberarmspaltgips erzielt.

Die klinische Stabilitätsprüfung ergab jedoch ein Subluxationsphänomen nach dorsal.

4.3.6 Impressionsfraktur der Oberarmrolle

Bei 2 Patienten kam es zu einer radiologisch eindeutig erkennbaren Impressionsfraktur der Oberarmrolle (Abb. 29).

Beide Patienten hatten Typ-I-Frakturen des Kronenfortsatzes mit zusätzlicher Radiusköpfchenfraktur. Die Stabilität des Gelenks wurde bei beiden Patienten nur durch Rekonstruktion des ulnaren und radialen Kraftträgers erreicht. Bei einer Patientin erfolgte nach Radiusköpfchenresektion die Implantation eines Kunstgelenks als Stabilisator. Außerdem wurde zusätzlich der Spitzenabriß des Kronenfortsatzes mit einer Naht fixiert.

Auch bei der 2. Patientin mit Impression der Humerusrolle erfolgte die Rekonstruktion des Radiusköpfchens durch Zugschraubenosteosynthese und Reinsertion der Typ-I-Fraktur.

4.3.7 Intraartikuläre Knorpelfragmente

Bei 9 Patienten (20%) kam es durch den Unfall zu Abscherfragmenten vom Knorpelüberzug des Ellenbogengelenks. Alle Knorpelfragmente wurden im Zuge der Gelenkrevision entfernt.

50

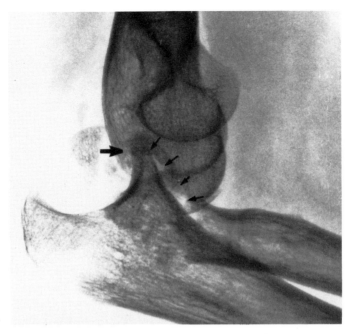

Abb. 29. Impressionsfraktur der Trochlea humeri nach Luxation, Radiusköpfchenfraktur nach Typ-I-Verletzung des Kronenfortsatzes

4.3.8 Funktionelles Resultat

20 nachuntersuchte Patienten erzielten durchschnittlich 5 Jahre nach dem Unfall ein funktionelles Resultat mit freier oder maximal endlagiger Einschränkung von 10° bei Beugung und Streckung auf die Funktion 0/0/130°.

Alle diese Patienten hatten durch die geringgradige Bewegungsbeeinträchtigung keine funktionelle Behinderung bei beruflichen und sportlichen Aktivitäten.

Insgesamt wurde in diesem Patientenkollektiv nur bei 5 Patienten (12%) ein Beugedefizit im Ausmaß von 20–40° festgestellt. Von diesen 5 Patienten mit Beugedefizit hatten 4 einen komplizierten Verlauf mit rezidivierenden Luxationen, Mehrfachoperationen und heterotopen Ossifikationen.

Im Vordergrund des funktionellen Defizits stand bei 16 Patienten (40%) ein Streckdefizit im Ausmaß 20–50°.

Aus diesem Grund erfolgte der Vergleich mit den einzelnen prognostischen Parametern bezogen auf den Streckverlust.

Tabelle 7. Streckdefizit/Frakturtyp ($n = 40$)

Typ	n	0°	10°	20°	30°	40°	50°
I	20	5	10	1	2	1	1
II	8	1	1	3	2	1	0
III	12	1	6	4	1	0	0

4.3.8.1 Funktionelles Resultat/Frakturtyp (Tabelle 7)

Von 20 Patienten mit Typ-I-Frakturen des Kronenfortsatzes hatten 25% ein Streckdefizit des Ellenbogengelenks von 20–50°.

Das größte Funktionsdefizit wurde bei Frakturen des Typs II festgestellt. In dieser Gruppe hatten 75% der Patienten einen Streckverlust von 20–50°.

Dagegen war das Funktionsdefizit im selben Vergleichsumfang hinsichtlich der Streckung bei Typ-III-Frakturen mit 41% deutlich geringer (Abb. 30).

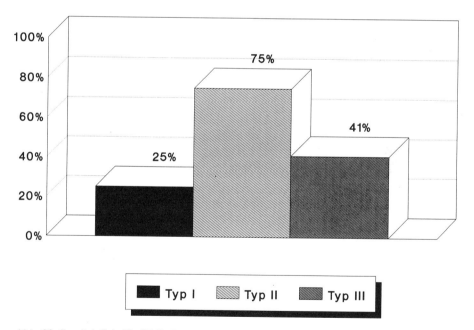

Abb. 30. Streckdefizit 20–50° Frakturtyp ($n = 40$)

52

Tabelle 8. Streckdefizit/Verletzungskombination ($n = 40$)

	n	0°	10°	20°	30°	40°	50°
Lux.	10	4	4	1	1	0	0
Lux./RKF	21	3	8	4	3	2	1
Lux./Olecranonfraktur	3	0	1	2	0	0	0
Lux./RKF/Olecranonfraktur	5	0	3	1	1	0	0
Lux./Condylus-radialis-Fraktur	1	0	1	0	0	0	0

4.3.8.2 Funktionelles Resultat/Verletzungskombination (Tabelle 8)

Die Korrelation dieser Parameter ergab bezüglich des funktionellen Resultats unabhängig von den Frakturtypen I, II und III das beste Ergebnis bei Luxationen mit isolierter Fraktur des Kronenfortsatzes.

Unter diesen Voraussetzungen kam es nur bei 20% der Patienten zu Streckverlusten von 20–50°. Alle anderen Patienten dieses Verletzungstyps hatten eine freie Funktion oder funktionell nicht beeinträchtigende Streckverluste bis maximal 10°.

Bei der Kombinationsverletzung des Processus coronoideus mit Radiusköpfchenfraktur und Luxation war der Funktionsverlust verglichen mit der isolierten Verletzung des Kronenfortsatzes und Luxation bezogen auf den Extensionsverlust (20–50°) mit 43% doppelt so hoch.

Bei zusätzlicher Olecranonfraktur kam es in 50% der Patienten zu einem Streckdefizit von 20–50° (Abb. 31).

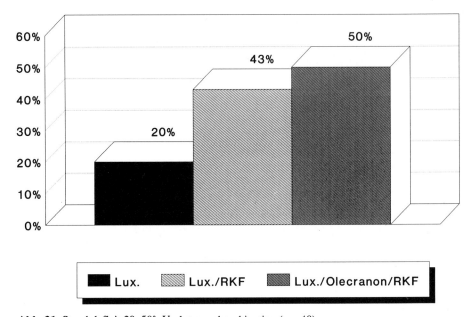

Abb. 31. Streckdefizit 20–50°, Verletzungskombination ($n = 40$)

Tabelle 9. Streckdefizit/Operationszeitpunkt ($n = 35$)

	n	0°	10°	20°	30°	40°	50°
Primär	23	6	12	3	2	0	0
1.–10. Tag	8	0	3	3	0	1	1
> 10. Tag	4	0	1	2	0	1	0

4.3.8.3 Funktionelle Resultat/Operationszeitpunkt (Tabelle 9)

Die Korrelation dieser prognostischen Parameter ergab krasse Unterschiede bezüglich des Zeitpunkts der operativen Versorgung.

Von 23 Patienten mit primärer Versorgung wurde bei 22% ein Funktionsverlust bezüglich der Streckung von 20–50° ermittelt.

Dagegen wurde bei sekundärer Versorgung im Zeitraum von 1–150 Tagen nach dem Unfall bei 67% der Patienten ein Funktionsdefizit von 20–50° bei Streckung zum Nachuntersuchungszeitpunkt ermittelt (Abb. 32).

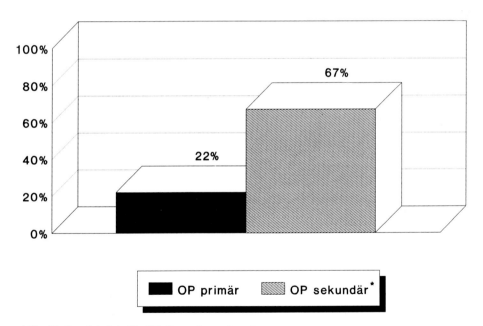

Abb. 32. Streckdefizit 20–50°, Operationszeitpunkt

54

Tabelle 10. Streckdefizit/Behandlungstaktik ($n = 40$)

	n	0°	10°	20°	30°	40°	50°
GR	9	1	3	2	2	1	0
GR/BDT	2	0	0	0	2	0	0
OTR/Naht	19	4	11	3	0	1	0
OTR/ZS	8	8	2	3	3	0	0
OTR/BD	2	0	0	0	1	0	1

4.3.8.4 Funktionelles Resultat/Behandlungstaktik (Tabelle 10)

Von 40 nachuntersuchten Patienten wurden bei insgesamt 11 der Ausriß des Processus coronoideus konservativ therapiert. Diese Zahl beinhaltet auch jene Patienten, die spät sekundär operativ versorgt wurden.

Bei 9 Patienten erfolgte die konservative Therapie durch gedeckte Reposition und Ruhigstellung im Oberarmspaltgipsverband.

Bei 2 Patienten wurde zusätzlich wegen Reluxation eine Bohrdrahttransfixation des Humeroulnargelenks durchgeführt (Abb. 33a–c).

Bei 29 Patienten wurde der frakturierte Kronenfortsatz durch eine offene transossäre Refixation rekonstruiert. Die offene Reinsertion erfolgte bei 27 Patienten über einen dorsoradialen Zugang [1], bei 1 Patienten von ventral und einmal nach Osteotomie des Epicondylus ulnaris von medial.

Insgesamt wurde der Kronenfortsatz 19mal durch eine transossäre Naht, 8mal durch eine Zugschraube und 2mal durch einen Bohrdraht stabilisiert.

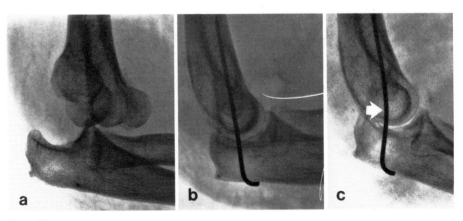

Abb. 33 a–c. Luxation, Typ-I-Fraktur des Processus coronoideus und Radiusköpfchenfraktur **(a)**. Gelenkrevision. Nach Entfernung von interponierten Knorpelsprengungen der Humerusrolle wurde vom Operateur wegen Instabilität nach dorsal eine Bohrdrahttransfixation vorgenommen **(b)**. Trotz Ruhigstellung im Oberarmgipsverband für insgesamt 8 Wochen verbog sich der Bohrdraht wegen Luxationsneigung nach dorsal **(c)**. (10 Jahre nach dem Unfall war zum Nachuntersuchungszeitpunkt das Gelenk stabil, die Patientin hatte jedoch einen Streckverlust von 30°)

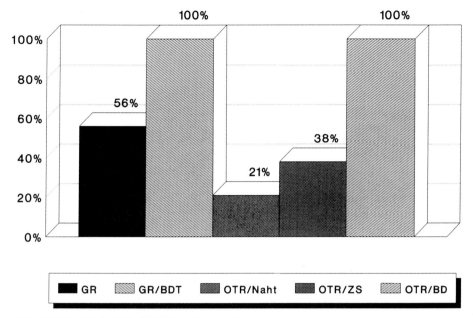

Abb. 34. Streckdefizit 20–50°, Behandlungstaktik

Bei offener transossärer Reinsertionstechnik wurde bei Fixation des Kronenfortsatzes durch Naht und Zugschraube ein Funktionsverlust bezogen auf die Extension von 21 bzw. 38% (Verlust 20–50°) ermittelt.

Nach offener transossärer Refixation und Stabilisierung durch Bohrdrähte hatten beide Patienten Streckverluste von 20–50° und somit ein deutlich schlechteres Resultat.

Nach gedeckter Reposition und Retention im Oberarmgips hatten 56% der Patienten Streckverluste von 20–50°.

Das schlechteste funktionelle Resultat wurde bei 2 Patienten mit zusätzlicher Bohrdrahttransfixation des Gelenks erzielt. Beide Patienten hatten ein Streckdefizit von 30° (Abb. 34).

4.3.8.5 Funktionelles Resultat/Immobilisationsdauer (Tabelle 11)

Von 39 Patienten mit 40 Frakturen des Processus coronoideus waren 28 nach konservativer oder operativer Therapie 0–3 Wochen nach dem Unfall durch einen Ober-

Tabelle 11. Streckdefizit/Immobilisationsdauer

	n	0°	10°	20°	30°	40°	50°
0–3 Wochen	28	7	16	4	1	0	0
3–10 Wochen	12	0	1	4	4	2	1

56

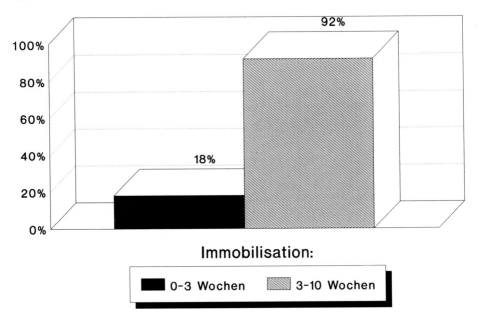

Abb. 35. Streckdefizit 20–50°, Immobilisationsdauer

armgipsverband immobilisiert. In dieser nur bis maximal 3 Wochen immobilisierten Patientengruppe bestand zum Nachuntersuchungszeitpunkt nur bei 18% der Patienten ein Streckdefizit von 20–50°.

Dagegen hatten 92% der Patienten mit 3–10 wöchiger Immobilisation ein Funktionsdefizit von 20–50° bei Streckung, und damit ein deutlich schlechteres Resultat (Abb. 35).

4.3.9 Komplikation

4.3.9.1 Rezidivierende Instabilität (Tabelle 12)

Bei 4 Patienten mit 5 Frakturen (11%) kam es zu rezidivierenden Luxationen nach dorsal.

Von diesen Patienten wurden 3 primär in auswärtigen Krankenhäusern behandelt. Wegen rezidivierender Luxation mit dorsaler Instabilität erfolgte bei diesen Patienten sekundär (5 Monate nach dem Unfall) eine Verlegung an die Klinik zur weiteren Therapie.

Ein Patient hatte eine isolierte Fraktur vom Typ III mit Beteiligung von über 50% des Kronenfortsatzes und Luxation. Bei diesem Patienten erfolgte ein Aufbau des fehlenden Anteils des Kronenfortsatzes durch Einbolzen eines corticospongiösen Knochenspans von dorsal. Der radiale Kraftträger war bei diesem Patienten intakt.

Bei den übrigen 3 Patienten mit 4 Frakturen des Processus coronoideus waren der radiale und ulnare Kraftträger verletzt. Im Einzelnen lag bei diesen kombinierten Ver-

Tabelle 12. Rezidivierende Instabilität (*n* = 5)

N.	Typ	Verletzungs-kombination	Operations-zeitpunkt	Behandlungs-taktik	Immobilisation (Wochen)	Funktion (Grad)		HTO
						in S.	VAD	
13[a]	III	Lux.	5 Monate	Aufbauplastik P.C.	> 3	0/20/100	90/0/90	+
31[a]	II	Lux./RKF	5 Monate	RKP	5	0/40/110	20/0/20	+
32[a]	II	Lux./RKF	5 Monate	RKP	5	0/20/110	90/0/50	+
16	I	Lux./RKF	p.	GR/BDT	10	0/30/130	30/0/70	–
34	II	Lux./RKF	p.	GR/BDT	8	0/30/130	90/0/90	–

[a] Primäre Therapie im auswärtigen Krankenhaus.

Tabelle 13. Patienten mit heterotopen Ossifikationen

| N. | Typ | Verletzungs-Kombination | Konservativ | Operativ | | Immobilisation | | NU (Jahre) | Funktion (Grad) | | HTO | Komplikation | Sekundäre Operation |
				Operations-zeitpunkt	Technik	Art	Dauer (Wochen)		in S.	VAD			
4	I	Lux.		5 d	OTR/Naht	OAG	3	4	0/10/125	90/0/90	+		
8	II	Lux.		p	OTR/ZS	OAG	3	2	0/30/130	90/0/90	+		
13*	III	Lux.	GR (primär)	5 Monate	Aufbauplastik P.C. (kortikospongiös)	OAG	> 3	2	0/20/100	90/0/90	+	Rezidivierende Lux.	AL
23*	I	Lux./RKF/OI/P		10 d	OTR/BD/RKF OR/ZS/RRS/ZS	OAG	2	2	0/50/120	20/0/20	+		AL
26	I	Lux./RKF		12 d	OTR/Naht/RKR	OAG	4	2	0/40/90	10/0/40	+		AL
31*	II	Lux./RKF (rechts)	GR (primär)	11 d 5 Monate	RKR RKP	OAG	5	3	0/40/110	20/0/20	+	Rezidivierende Lux.	AL
32*	II	Lux./RKF (links)	GR primär	11 d 5 Monate	RKR RKP	OAG	5	3	0/20/110	90/0/50	+	Rezidivierende Lux.	AL

letzungen einmal ein Spitzenausriß des Kronenfortsatzes und 3mal eine Typ-II-Fraktur und ein Radiusköpfchenbruch vor.

Bei 1 Patienten mit Typ-II-Fraktur und Radiusköpfchentrümmerfraktur beidseitig wurde auswärts das Radiusköpfchen am 11. Tag nach dem Unfall reseziert. 5 Monate später wurde dieser Patient an die Klinik verlegt. Es erfolgte dann eine Rekonstruktion mit Implantation einer Radiuskopfprothese als Stabilisator.

Bei 2 weiteren Patienten mit Typ-I- und -II-Fraktur des Processus coronoideus erfolgte primär wegen Instabilität nach dorsal eine Transfixation des Gelenks mit einem Bohrdraht.

Alle Patienten erzielten eine stabile Gelenkfunktion.

Das funktionelle Resultat war jedoch bei all diesen Patienten mit 20–40° Streckverlust limitiert. Auch die Flexion im Ellenbogengelenk war bei 3 von diesen Patienten im Ausmaß von 20–30° eingeschränkt.

Außerdem wurden 3mal heterotope Ossifikationen bei spät sekundär operativer Rekonstruktion 5 Monate nach dem Unfall beobachtet.

4.3.9.2 Heterotope Ossifikationen (Tabelle 13)

Zum Nachuntersuchungszeitpunkt wurden bei insgesamt 7 Patienten (17%) heterotope Ossifikationen festgestellt.

4.3.9.2.1 Frakturtyp und Verletzungskombination
Von 7 Patienten mit heterotopen Ossifikationen ergab die Analyse hinsichtlich des Frakturtyps I, II und III und der Begleitverletzungen bei 3 isolierten Frakturen des Kronenfortsatzes und 4 mit Radiusköpfchenfrakturen kombinierten Verrenkungen keinen kausalen Bezug.

4.3.9.2.2 Heterotope Ossifikation/Operationszeitpunkt nach dem Unfall
Von 7 Patienten mit heterotopen Ossifikationen wurden bis auf einen Patienten alle sekundär in einem Zeitabstand von 5–150 Tagen nach dem Unfall operativ versorgt.

4.3.9.2.3 Heterotope Ossifikation/Behandlungstaktik
Von 7 Patienten wurden 3 mehrfach operativ behandelt. Diese 3 Patienten hatten auch rezidivierende Luxationen nach dorsal.

Von insgesamt 7 notwendigen Arthrolysen im gesamten Patientenkollektiv wurde allein 5mal bei Patienten mit heterotopen Ossifikationen eine operative Gelenklösung vorgenommen.

4.3.9.2.4 Heterotope Ossifikation/Funktionelles Resultat
Während es bei Patienten ohne heterotope Ossifikation nur 2mal zu einem Beugedefizit von 10 und einmal von 30° kam, hatten 4 Patienten mit heterotopen Ossifikationen Flexionseinbußen im Ausmaß von 20–40°.

Die Streckung im Ellenbogengelenk war mit Ausnahme eines Patienten bei allen im Bereich von 20–50° eingeschränkt.

60

4.3.9.3 Infektion

Bei 2 Patienten kam es postoperativ zum Wundinfekt. Bei beiden Patienten wurden am 4. bzw. 5. Tag die Wunden nach Exzision je einmal mit primärem und sekundärem Wundverschluß folgenlos zur Ausheilung gebracht.

4.3.9.4 Nerven- und Gefäßverletzungen

Bei einem Patienten trat postoperativ nach dorsoradialem Zugang und offener Reposition einer Fraktur des Condylus radialis mit transossärer Refixation des Processus coronoideus eine Radialisparese auf. Innerhalb eines Jahres kam es bei diesem Patienten zur spontanen Remission.

Bei einem 2. Patienten wurde postoperativ eine passagere sensible Ulnarisirritation beobachtet.

Gefäßverletzungen wurden bei keinem Patienten festgestellt.

5 Diskussion

Jede 5. Verrenkung eines menschlichen Gelenks betrifft den Ellenbogen [18, 36, 40, 42, 69]. Dabei ist die Luxationsrichtung zu 80–90% nach dorsal und radial [18, 22, 36, 40, 42, 44]. Luxationen nach ulnar oder gar ventral sind Einzelbeobachtungen [17].

In typischer Weise entsteht die Verrenkung des Ellenbogengelenks durch indirekte Gewalteinwirkung beim Sturz auf den gestreckten Arm [7, 18, 36, 40, 42, 57, 69]. In dieser Position wird die Olecranonspitze gegen die korrespondierende Fossa olecrani gepreßt. Hebelkräfte wirken auf die gelenkige Verbindung zwischen Ober- und Unterarm. Überschreitet die einwirkende Gewalt die Stabilisationskraft, reißt der Humerus bei fixiertem Unterarm aus dem Gelenk.

Zerreißungen von ligamentären und kapsulären Strukturen sind obligat. Dennoch bleiben Rupturen der Kollateralbänder, mit Ausnahme von völligen Gelenkzerreißungen durch massive, torquierende Gewalteinwirkung, therapeutisch unberücksichtigt [18, 36, 40, 42, 56].

Joseffsson et al. [28] konnten bei 31 Patienten in Narkose mit Ellenbogenluxationen durchschnittlich 2 Tage nach dem Unfall in Streckstellung immer eine Valgusinstabilität nachweisen. Dagegen beobachteten sie nur bei 8 von 31 Patienten eine Varusinstabilität.

Durch die elastische Verankerung des radialen Seitenbandes am Ringband kommt es an diesem im Vergleich zum rigid von Knochen zu Knochen ziehenden ulnaren Kollateralband seltener zu Rupturen.

– Welche Konsequenz hat eine Bandruptur nach Luxation des Ellenbogengelenks?

Joseffsson et al. [29] behandelten von 62 Patienten 34 durch gedeckte Reposition und 28 durch offene Reposition mit Bandnaht. Medial fanden sie bei allen und lateral bei 17 Patienten Rupturen der Kollateralbänder. Im Vergleich zur konservativen Behandlung konnten sie bei keinem Patienten durch die operative Versorgung einen Vorteil erzielen oder das funktionelle Resultat verbessern.

– Wie kann das funktionelle Resultat nach Ellenbogenluxationen verbessert werden?

Mehlhoff et al. [34] und Muhr et al. [40, 42] konnten bei ihren konservativ behandelten Patienten eindeutig den nachteiligen Effekt einer prolongierten Immobilisation nachweisen. Kurze Ruhigstellungszeiten bis maximal 3 Wochen ergaben die besten funktionellen [34, 40, 42] und subjektiven [34] Resultate.

Auch bei den in dieser Studie kontrollierten Patienten mit Frakturen des Processus coronoideus und Luxation kam es bei einer Immobilisationsdauer von bis zu 3 Wochen bei 82% der Patienten zu einem freien funktionellen Resultat. Dagegen hatten 92% der über 3–10 Wochen immobilisierten Patienten ein Streckdefizit von 20–50°.

Therapeutisches Ziel ist die möglichst rasche Reposition und kurze Immobilisierung bis zu maximal 3 Wochen. Die Mehrheit der Autoren geht mit diesem Therapieregime konform [8, 34, 36, 40, 42, 54].

– Ist die Luxation des Ellenbogengelenks mit dieser einfachen therapeutischen Strategie eine Bagatellverletzung?

In über 38% der Luxationen finden sich knöcherne und knorpelige Begleitverletzungen [8, 36, 40, 42]. Diese können als Interponat die Reposition verhindern oder sekundär zu Spätschäden führen [36, 40, 42].

Nach kindlichen Luxationen sind ulnar durch Zug der Flexoren Apophysenausrisse des Epicondylus ulnaris möglich [33, 47]. Über einen Stauchungsmechanismus werden periostale, chondrale und ossäre Verletzungen des distalen Humerus und proximalen Radius verursacht [14, 33]. Häufigste Verletzungen sind dabei die Fraktur des Radiusköpfchens [3, 33, 70] und des Condylus radialis [33]. Im Vordergrund dieser Verletzungen stehen weniger Instabilitätsprobleme, sondern Spätprobleme mit epikondylären Pseudoarthrosen medial, möglichen Irritationen des N. ulnaris und Wachstumsstörungen in der Frontalebene [33, 62]. Rezidivierende Luxationen des Ellenbogengelenks als Folge primärer Läsionen konnten bei Kindern in der verfügbaren Literatur nicht gefunden werden.

Beim Erwachsenen kommt es nach Ellenbogenluxationen in 2–15% [27, 36, 53] zu Frakturen des Processus coronoideus und in 10% der Patienten zu Radiusköpfchenfrakturen [2–4, 6, 8, 16, 23, 31, 52, 70].

Brüche des Kronenfortsatzes entstehen durch Zugkräfte über die ventrale Kapsel und durch Scherkräfte beim Druck des Processus coronoideus gegen die Trochlea humeri [30]. Beim Luxationsvorgang schert das Radiusköpfchen und der intakte oder frakturierte Kronenfortsatzanteil am Capitulum und an der Trochlea nach dorsal. Mögliche Folgen sind Abscherfragmente des Knorpels und Impressionsfrakturen (Abb. 29) an der Trochlea und am Capitulum humeri [36, 40].

– Bei welchen Frakturkombinationen und Kombinationsverletzungen resultiert eine Instabilität nach dorsal?

Stankovic et al. [63] fordern anhand einer klinischen Studie von 17 Patienten mit isolierter Fraktur des Processus coronoideus die operative Rekonstruktion der Kronenfortsatzspitze bei Verlust von 1/6 des Umfangs der Incisura trochlearis ulnae. Auf begleitende Verletzungen des radialen Kraftträgers wird in seinen Ausführungen nicht eingegangen.

Dagegen empfehlen Regan et al. [53] die offene Reinsertion des Kronenfortsatzes erst bei einer Fraktur mit Verlust von über 50% des Kronenfortsatzes.

Die Aussagen beider Autoren [53, 63] sind bezüglich der Operationsindikation einmal bei Verlust von 1/6 und einmal bei Verlust von über 50% des Kronenfortsatzes kontrovers. Beide Autoren [53, 63] beziehen sich in ihren Ausführungen nur auf die isolierte Fraktur des Processus coronoideus. Knöcherne Begleitverletzungen des distalen Humerus und des proximalen Radius bleiben dabei unberücksichtigt.

Holz et al. [27] und Schauwecker et al. [59] weisen auf die biomechanischen Probleme bei Luxationen des Ellenbogengelenks mit Fraktur des Radiusköpfchens und des Processus coronoideus hin. Laut ihren klinischen Untersuchungen garantiert nach Radiusköpfchenresektion nur eine intakte Ellenzange für Stabilität.

Harrington et al. [20] mußten bei 17 Patienten nach Radiusköpfchenresektion wegen multifragmentärer Zertrümmerung und zusätzlicher Fraktur einer „größeren Portion" des Kronenfortsatzes Radiusköpfchenprothesen implantieren. Bei allen Patienten bestanden hochinstabile Verletzungen des ulnaren und radialen Stabilitätspfeilers.

– Unter welchen Bedingungen kommt es zur Teilverrenkung?

Im Humeroulnargelenk besteht durch die formschlüssige Kongruenz der Ellenzange zur Humerusrolle eine vorwiegend ossäre Führung [2, 46, 48, 60, 64]. Dieses Phänomen erklärt die guten Resultate nach konservativer Behandlung von unkomplizierten Ellenbogenluxationen ohne operative Rekonstruktion von Kapsel- und Bandrupturen [8, 19, 29, 34, 36, 40, 42, 56, 69].

Im Wesentlichen wird bei sagittaler Krafteinleitung auf den Unterarm ein radialer und ein ulnarer Pfeiler der Stabilität unterschieden. Ulnar wird die einwirkende Kraft vom Kronenfortsatz auf die korrespondierende Trochlea humeri und radial vom Radiusköpfchen auf das Capitulum humeri übertragen [45].

Bei Einleitung der Kraft in Varus- und Valgusstellung des Gelenks kommt es zusätzlich über einen Zuggurtungseffekt der Seitenbänder zur Druckbeanspruchung beim Valgusstreß im Humeroradialgelenk und bei Varusstreß im Humeroulnargelenk. Klinisches Beispiel ist die Entstehung der Radiusköpfchenfraktur durch extreme Valgität [3, 26, 30].

Die Mehrzahl der experimentellen Veröffentlichungen konzentrieren sich auf die Untersuchung der ligamentären Strukturen des Ellenbogengelenks [35–39, 51, 61, 67].

Schwab et al. [61] untersuchten die Bedeutung des ulnaren Seitenbandes für die Stabilität des Gelenks. Ihren experimentellen Untersuchungen zufolge, kam es nach Resektion des Olecranons bis zu einem Substanzverlust von 90% zu keiner Instabilität, sofern der schräge vordere Anteil des Seitenbandes intakt blieb. Der Schlüssel zur Stabilität ist nach ihren Untersuchungen das mediale Seitenband. Aus diesem Grund wird von diesen Autoren für rezidivierende Luxationen eine Ventralisierung und Proximalversetzung des Epicondylus ulnaris vorgeschlagen.

Morrey et al. [35] konnten im biomechanischen Experiment mit Hilfe eines Transducers am Kapsel-Band-Präparat die größte Kraftaufnahme im Humeroradialgelenk im Bereich der Position 0–30° und bei Pronation nachweisen.

Biomechanische Stabilitätsuntersuchungen in der Sagittalebene für die posteriore Instabilität sind in der überschaubaren Literatur nicht vorhanden; darin liegt auch der Grund für die vorliegende Studie.

Im eigenen Experiment wurden Frakturformen des Processus coronoideus (Typ I, II und III) und Radiusköpfchenfrakturen simuliert.

Am intakten Kapsel-Band-Präparat erfolgte bei einer Krafteinleitung von 200 N nur eine minimale Bewegung der Elle von maximal 1,3 mm nach dorsal. Diese minimale Relativbewegung der Elle nach dorsal ist ein Hinweis für die hohe Kongruenz dieses Gelenks.

Auch nach Osteotomie des Processus coronoideus von 5 mm (Spitzenausriß/Typ I) und nach Radiusköpfchenresektion wurden bei intaktem Kronenfortsatz nur minimale Bewegungen der Elle im Maximum 1,5 mm nach dorsal festgestellt (Abb. 15 a–c). Diese Resultate sind vergleichbar mit dem intakten Kapsel-Band-Präparat (Abb. 11).

Nach einer Koronoidosteotomie von 10 mm kam es ebenfalls nur zu einer maximalen Auslenkung der Elle nach dorsal um 2,3 mm und nach kaudal um 1 mm (Abb. 13 a–c). Eine Verrenkung im Humeroulnargelenk wurde dabei nicht festgestellt.

– Inwieweit sind diese experimentellen Untersuchungen klinisch relevant?

Bei intaktem radialen Kraftträger sind isolierte Frakturen des Typs I und II in Streckstellung stabil und daher für eine funktionelle Therapie prädestiniert. Die Größe der Krafteinleitung von 200 N entspricht dabei etwa dem Kraftaufwand des Untersuchenden beim klinischen Stabilitätstest.

Auch Regan et al. [53] empfehlen bis zu Frakturen des Typs II mit maximalem Verlust von 50% des Kronenfortsatzes eine funktionelle Therapie.

Die Empfehlung, Frakturen des Processus coronoideus mit einer Beteiligung von 1/6 der Zirkumferenz der Incisura trochlearis ulnae offen zu reinserieren, ist aufgrund der biomechanischen und klinischen Untersuchung nicht weiter aufrechtzuerhalten.

Im Experiment kam es erst nach Osteotomie von 15 mm des Processus coronoideus bei einer Krafteinleitung von 200 N in der 0°-Position eindeutig zur Instabilität mit Luxation. Dabei kam es zur Verschiebung der Elle um 9 mm nach dorsal und 5 mm nach kaudal (Abb. 19). Auch das intakte Speichenköpfchen verhindert dies nicht.

Bei diesem Frakturtyp fordern alle Autoren eine operative Refixation [20, 27, 53, 63]. Dem ist vorbehaltlos zuzustimmen.

Nach Radiusköpfchenresektion und 5-mm-Osteotomie des Processus coronoideus kam es dagegen bereits bei 200 N in Streckstellung zur Relativbewegung der Elle um 4,5 mm nach kaudal und 1 mm nach dorsal (Abb. 16 a–c). Mit diesem Versuchsmodell wurde durch eine Resektion des Radiusköpfchens der radiale Kraftträger eliminiert. Durch diesen Verlust kam es bereits bei einer 5-mm-Osteotomie des Kronenfortsatzes, die klinisch einem Spitzenabriß des Kronenfortsatzes entspricht, zur Instabilität nach dorsal.

Eine Erklärung für die unterschiedliche Bewegungsrichtung der Elle bei der 5-mm-Osteotomie bevorzugt nach kaudal und der 10-mm-Osteotomie vornehmlich nach dorsal, liegt in der Natur der Bruchmorphologie (Abb. 36 a–b).

Während bei Radiusköpfchenresektion und Osteotomie durch die Basis des Kronenfortsatzes die Elle bei Krafteinleitung von ventral direkt nach dorsal ausweichen kann (Abb. 36a), muß sie mit Verlust der Kronenfortsatzspitze durch eine 5-mm-Osteotomie um den halben Umfang der Oberarmrolle unter Anspannung der Kollateralbänder bewegt werden. Dabei wird die Elle zuerst nach kaudal und dann nach dorsal geleitet (Abb. 36b).

Klinische Bedeutung erlangt dieses Phänomen durch eine Stabilitätsprüfung. Als Konsequenz der gestörten Pathomorphologie wird diese logischerweise in 90°-Flexionsstellung mit Druckrichtung nach kaudal und dorsal durchgeführt.

Diese Instabilitätszunahme nach Verlust des radialen Kraftträgers haben Rohlmann et al. [55] durch experimentelle Untersuchungen mit der Methode der finiten

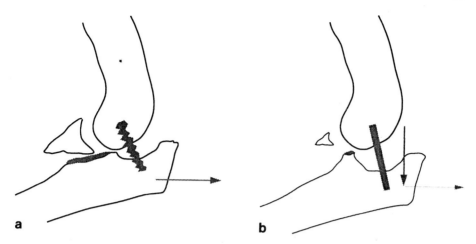

Abb. 36 a, b. Unterschiedliche Auslenkung der Ulna in Abhängigkeit vom Frakturtyp

Elemente errechnet, wobei sie eine 500%ige Beanspruchungserhöhung der Elle nach Radiusköpfchenresektion ermittelten.

Schließlich kam es bei einer 10-mm-Koronoidosteotomie in Kombination mit einer Radiusköpfchenresektion zum völligen Verlust der Gelenkstabilität. Dies, obwohl die Gelenkkapsel intakt gelassen worden war, um die Muskelführung zu simulieren. Bei 200 N trat dabei die Elle um 9 mm nach dorsal und 3 mm nach kaudal aus dem Humeroulnargelenk (Abb. 17 a–c). Dieses experimentelle Modell entspricht einer Fraktur des Processus coronoideus mit Frakturbeteiligung bis zu 50% in Kombination mit einer Radiusköpfchenfraktur.

Auch bei den im Bergmannsheil nachuntersuchten Patienten wurde bei Typ-I-Frakturen in Kombination mit Radiusköpfchentrümmerfrakturen klinisch eine Instabilität nach gedeckter Reposition festgestellt. Bei Patienten mit Meißelfrakturen oder kleinen Randabbrüchen des Radiusköpfchens (intakter radialer Kraftträger) wurde dagegen keine Instabilität beobachtet. Auch bei einem Patienten mit Verlust der radialen Abstützung durch eine Fraktur des Condylus radialis kam es in Kombination mit einer Typ-I-Fraktur zur Instabilität nach dorsal (Tabelle 5).

Insgesamt wurden rezidivierende Luxationen 5mal (2%) beobachtet. Alle Patienten hatten hochinstabile Verletzungen, einmal mit isolierter Verletzung des Kronenfortsatzes vom Typ III, und 4mal durch eine Verletzung des ulnaren und radialen Kraftträgers (Tabelle 11). Bei diesem Verletzungstyp mußte 2mal aus Stabilitätsgründen zum Aufbau des radialen Kraftträgers eine Radiusköpfchenprothese implantiert werden.

– Wodurch kam es bei Patienten mit rezidivierenden Luxationen im Vergleich zu Patienten mit unkompliziertem Verlauf zum deutlich schlechteren funktionellen Resultat (Tabelle 12)?

Drei Patienten wurden von auswärtigen Krankenhäusern wegen fortbestehender Instabilität spät sekundär 5 Monate nach dem Unfall zur weiteren Therapie in die Klinik verlegt.

66

Bei 2 Patienten wurde ohne Analyse des Bruchtyps wegen Instabilität nach dorsal zur Retentionshilfe eine Bohrdrahttransfixation des Gelenks für jeweils 8 und 10 Wochen vorgenommen. Diese Patienten hatten bei der Nachuntersuchung zwar stabile Gelenke aber ein Streckdefizit von je 30°.

Rezidivierende Luxationen des Ellenbogengelenks nach Frakturen des Processus coronoideus werden auch in der Literatur bei ca. 2–14% der Patienten beobachtet [32, 53, 63, 65].

Pathophysiologisch kommt es dagegen bei rezidivierenden Luxationen nach ligamentären Verletzungen aufgrund einer erhöhten Laxizität des Bandapparats zu wiederholten Verrenkungen. Mit entscheidend sind auch instabilitätsbedingte Läsionen des Capitulum humeri und des Radiusköpfchens bei sich ständig wiederholenden Luxationen mit konsekutiver Verstärkung der ursprünglichen Schädigung [21, 32, 44].

Durch die im Bergmannsheil Bochum erfolgten experimentellen Untersuchungen konnte am Kapsel-Band-Präparat beim Wechsel von der 0°- zur 125°-Position im Mittel eine Zunahme der Stabilität des Gelenks von 44% errechnet werden (Abb. 18).

– Wie ist diese positionsabhängige Stabilitätszunahme zugunsten der Flexionsstellung erklärbar?

Bei dem im Versuchsrahmen eingespannten Präparat tritt ein Zuggurtungseffekt der dorsalen Kapsel auf. Diese ist in Flexionsstellung gespannt. Dorsale Zugkräfte an der Kapsel werden ventral der Flexions-/Extensionsachse in Druckkräfte transformiert und erhöhen die Stabilität (Abb. 37 a–b).

Das Phänomen der Stabilitätszunahme in der Flexionsstellung kann durch eine fiktive Krafteinwirkung (F) auf den Ellenhaken diskutiert werden (Abb. 38 a–d).

Der Vektor (F) entspricht mit Betrag und Richtung einer auf den Unterarm eingeleiteten Kraft (F). In der 0°-Position des Gelenks wird diese Kraft in eine Komponente (Fcf) nach zentrifugal und in eine tangentiale Komponente (Ft) zerlegt (Abb. 38a).

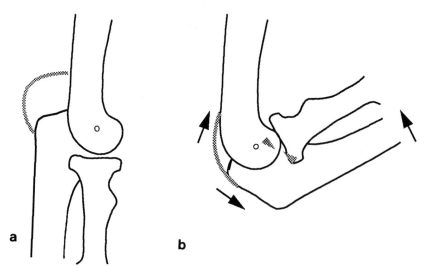

a   b

Abb. 37 a, b. Zuggurtungseffekt der dorsalen Kapsel bei Flexionsstellung des Untersuchungspräparats

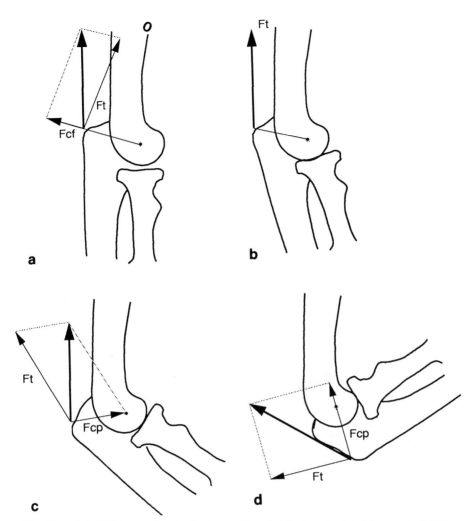

Abb. 38 a–d. Stabilitätszunahme in Flexionsstellung bei fiktiver Krafteinleitung auf die Elle

In geringgradiger Flexionsstellung des Gelenks reduziert sich die zentripetal wirkende Kraft auf 0 und es kommt eine rein tangentiale Kraft zum Tragen (Abb. 38b).

Hingegen vergrößert sich bei zunehmender Flexionsstellung die zentripetale Kraftkomponente (*Fcp*). Diese Kraft (Fcp) wirkt nach zentral und stabilisiert das Gelenk (Abb. 38 c–d).

Schließlich ist für die höhere Stabilität bei Flexionsstellung auch die Artikulation im Humeroradialgelenk verantwortlich. Im Vergleich zur Extensionsstellung kommt die Fovea capitis radii in Flexionsstellung exakter in vollem Umfang mit dem Capitulum radii zur Kongruenz (Abb. 39).

Klinisch relevant ist diese Stabilitätszunahme in Flexionsstellung bei schwer retinierbaren Verletzungen, die aus allgemeinen Gründen nicht sofort operativ versorgt werden können. Bei diesen Patienten ist eine Retention unter strenger Durchblutungs-

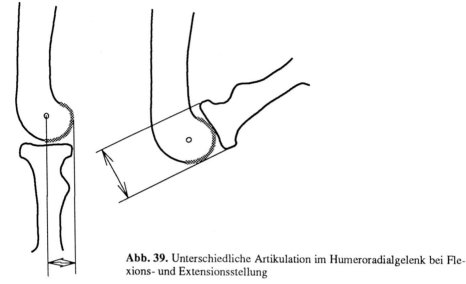

Abb. 39. Unterschiedliche Artikulation im Humeroradialgelenk bei Flexions- und Extensionsstellung

und Sensibilitätskontrolle durch eine Ruhigstellung in 120°-Flexionsposition einfacher möglich.

Die klinische Analyse der Frakturtypen I, II und III ergab hinsichtlich des funktionellen Resultats die besten Erfolge bei Typ-I-Frakturen.

Nur 25% der Patienten dieses Verletzungstyps hatten ein Streckdefizit von 20–50°. Das schlechteste funktionelle Resultat wurde bei Typ-II-Frakturen erzielt; 2/3 dieser Patienten hatten im Nachuntersuchungszeitraum ein Streckdefizit von 20–50°. Dagegen wurde nach Typ-III-Frakturen nur bei 41% ein Streckdefizit von 20–50° festgestellt (Tabelle 3).

Im Vergleich zu den von Regan et al. [53] kontrollierten Patienten korrelierte der Frakturtyp bei den eigenen kontrollierten Patienten nicht mit der Prognose.

Dagegen bestand bei den im Bergmannsheil Bochum nachuntersuchten Patienten eindeutig eine prognostische Korrelation bezogen auf die Begleitverletzungen. Nach isolierten Kronenfortsatzbrüchen mit Luxation hatten 80% der Patienten ein funktionelles Resultat mit freier Streckung.

Dagegen hatten 43% der Patienten mit zusätzlicher Radiusköpfchenfraktur und 50% der Patienten mit begleitender Olecranonfraktur zum Nachuntersuchungszeitpunkt ein Streckdefizit von 20–50° (Tabelle 8).

Dieser prognostische Bezug ist im Rahmen der schweren komplexen Verletzungen bei 27 Patienten verständlich (Tabelle 1).

Auch andere Autoren [7, 10, 11, 13, 15, 41, 48, 49, 68] berichten nach schweren komplexen Verletzungen des Ellenbogengelenks über ähnliche Funktionsdefizite.

Krasse Unterschiede im funktionellen Ergebnis ergaben sich bei Analyse des Operationszeitpunkts. Patienten mit primär operativer Versorgung am Unfalltag hatten zu 78% eine freie Streckung bei der Nachuntersuchung. Bei sekundärer Versorgung dagegen wurde bei 67% der Patienten ein Streckdefizit von 20–50° festgestellt (Tabelle 9).

Heterotope Ossifikationen wurden praktisch nur bei verspäteten Operationen beobachtet. Von 7 Patienten mit heterotopen Ossifikationen wurden 6 spät sekundär 5–150 Tage nach dem Unfall operativ versorgt; 3mal lag dabei eine rezidivierende Luxation vor (primäre Therapie auswärts; Verlegung in die Klinik 5 Monate nach dem Unfall).

Zusammenfassend bestimmte weniger der Frakturtyp des Processus coronoideus, sondern die Verletzungskombination die Prognose. Der Therapieerfolg orientierte sich im wesentlichen an einer primären Versorgung und an der möglichst kurzen Immobilisationsdauer.

Ziel ist es daher, klinisch durch den Stabilitätstest und radiologisch durch Analyse der Frakturtypen und Verletzungskombinationen zwischen stabilen und instabilen – also operationspflichtigen Verletzungen – zu unterscheiden und unabhängig von konservativer oder operativer Therapie möglichst früh funktionell zu behandeln.

6 Klinische Schlußfolgerung und Therapieempfehlung

Welche Therapieempfehlungen ergeben sich aus dieser Gesamtstudie?

- Eine möglichst frühzeitige funktionelle Behandlung muß angestrebt werden. Nur eine Immobilisationsdauer von maximal drei Wochen, besser weniger, läßt ein gutes funktionelles Resultat erwarten.
- Isolierte Kronenfortsatzausrisse vom Typ I und II, also Verletzungsformen mit weniger als 50%igem Verlust der Kronenfortsatzhöhe, sind funktionsstabil und können nach einer Woche Ruhigstellung im Oberarmgipsverband funktionell behandelt werden.
- Kronenfortsatzausrisse vom Typ I und II mit Zusatzfrakturen (Radiusköpfchen/ Condylus radialis humeri) sind instabil. Die funktionsstabile Rekonstruktion ist möglichst primär anzustreben, um nach einer Woche Ruhigstellung eine funktionelle Bewegungstherapie zu realisieren.

Die Refixation des Processus coronoideus ist bei Typ-I- und -II-Frakturen durch eine transossäre Naht und bei Typ-III-Frakturen mit gut faßbarem Fragment durch eine Zugschraube von dorsal sinnvoll.

Der radiale Stabilitätspfeiler kann bei Notwendigkeit und ausreichend großen adaptier- und stabilisierbaren Bruchfragmenten offen reponiert und verschraubt werden [43]. Bei multifragmentärer Zertrümmerung des Radiusköpfchens ist bei Instabilität des Gelenks durch Implantation einer Radiusköpfchenprothese als Platzhalter eine funktionsstabile Rekonstruktion des Gelenks möglich.

- Kronenfortsatzausrisse vom Typ III sind instabil. Therapeutisches Ziel ist bei diesem Verletzungstyp eine möglichst rasche Refixation oder Rekonstruktion mit frühfunktioneller Behandlung (Kronenfortsatzrekonstruktion mit Speichenköpfchenfragment oder transulnarem Beckenkammspan).

Klinisch empfiehlt sich folgende Taktik (Abb. 40):
Die Luxation des Ellenbogengelenks wird gedeckt reponiert. Nach Reposition erfolgt die Durchblutungskontrolle am Speichenpuls. Ist die Durchblutung gesichert, werden Röntgenaufnahmen in 2 Ebenen angefertigt. Mit den Röntgenaufnahmen werden der ulnare und radiale Kraftträger auf Frakturform und Kombination untersucht. Zu achten ist auf mögliche Gelenkinterponate und Impressionsfrakturen.
Im Anschluß an die Reposition wird eine klinische Stabilitätsprüfung vorgeschlagen (Abb. 41). Ist das Gelenk dabei stabil, wird nach kurzer Ruhigstellung funktionell behandelt.

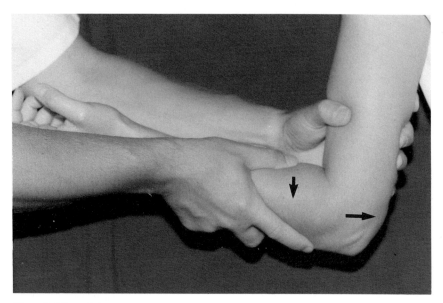

Abb. 40. Therapiekonzept

Indikationen zur offenen Reposition sind Gefäßnervenverletzungen, Interponate, Instabilität und Reluxation nach dorsal bei Stabilitätsprüfung und die seltene, völlige Gelenkzerreißung durch massive torquirende Gewalteinwirkung.

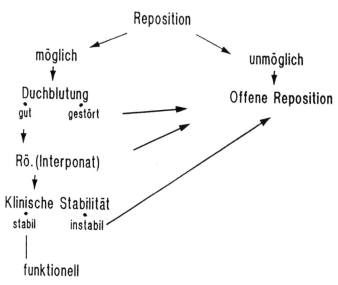

Abb. 41. Nach Reposition wird am rechtwinklig gebeugten Ellenbogengelenk des Patienten der Unterarm nach kaudal und dorsal gedrückt (Stabilität/Instabilität s. Abb. 36)

7 Zusammenfassung

In einer biomechanischen und klinischen Gesamtstudie wurde der Einfluß des frakturierten Kronenfortsatzes auf die Ellenbogenstabilität analysiert.

Die experimentell durchgeführten Stabilitätsuntersuchungen ergaben am kältekonservierten Kapsel-Band-Präparat nach Osteotomie des Processus coronoideus von 5 und 10 mm, entsprechend Höhendefekten von 25 und 50%, bei einer Krafteinleitung von 200 N auf den Unterarm in den Gelenkpositionen 0, 90 und 125° absolut funktionsstabile Gelenkverhältnisse ohne Luxationstendenz nach dorsal.

Dagegen kam es nach Osteotomie des Processus coronoideus von 15 mm, entsprechend einem Höhendefekt von 75% und einer Krafteinleitung von 200 N in den Gelenkpositionen 0, 90 und 125° zum Stabilitätsverlust mit Luxation der Elle im Humeroulnargelenk nach dorsal.

Wurde am Kapsel-Band-Präparat durch Resektion des Radiusköpfchens eine instabile Radiusköpfchenfraktur, also ein Verlust des radialen Kraftträgers simuliert, kam es bereits nach Osteotomie von 5 mm des Kronenfortsatzes, entsprechend einem Höhendefekt von 25%, bei einer Krafteinleitung von 200 N zum Verlust der Stabilität mit Subluxation des Unterarmes im Ellenbogengelenk nach dorsal.

Nach Osteotomie von 10 mm des Processus coronoideus – diese entspricht einem Höhenverlust von 50% des Kronenfortsatzes – trat in Kombination mit einer Radiusköpfchenresektion ein völliger Verlust der Gelenkstabilität mit Luxation nach dorsal auf.

Unter standardisiert gleichen Versuchsbedingungen wurde in der Gelenkposition 125°- im Vergleich zur 0°-Streckstellung die geringste Luxationstendenz im Humeroulnargelenk festgestellt. Im Mittel betrug der positionsabhängige Stabilitätsgewinn zugunsten der 125°-Flexionsstellung 44%. Erklärbar ist dieses Phänomen durch einen Zuggurtungseffekt der dorsalen Kapsel und die exaktere Artikulation des Caput radii mit dem Capitulum humeri in Flexionsstellung des Gelenks.

Neben der Gelenkstabilität ist bei Kronenfortsatzausrissen weniger der Frakturtyp, sondern die Verletzungskombination und die Immobilisationsdauer prognostisch relevant. Der Behandlungserfolg war im wesentlichen an eine primäre Versorgung und möglichst kurze Ruhigstellungsdauer von maximal 3 Wochen, besser weniger, gebunden.

Isolierte Kronenfortsatzausrisse mit bis zu 50% Verlust der Höhe des Processus coronoideus (Typ I und II) sind übungsstabil und können frühfunktionell behandelt werden.

Kronenfortsatzfrakturen vom Typ I und II in Kombination mit Verletzung des radialen Kraftträgers (Radiusköpfchenfrakturen, Frakturen des Condylus radialis humeri) sind instabil.

Therapeutisches Ziel dieser Verletzungskombination ist die möglichst primäre Rekonstruktion und frühfunktionelle Therapie.

Kronenfortsatzausrisse vom Typ III mit einem Verlust der Höhe des Processus coronoideus von mehr als 50% sind instabil und erfordern eine rasche operative Refixation oder Rekonstruktion mit dem prognostischen Vorteil einer frühen Bewegungstherapie.

Die klinische Unterscheidung von stabilen und instabilen Verletzungsformen erfolgt durch einen Stabilitätstest nach Reposition.

8 Literatur

1. Bauer R, Kerschbaumer F, Poisl S (1986) Operative Zugangswege in Orthopädie und Traumatologie. Thieme, Stuttgart New York
2. Baumann E (1965) Spezielle Frakturen und Luxationslehre, Bd 2/1, Ellenbogen. Thieme, Stuttgart New York
3. Beck E (1974) Silastikprothese zum Ersatz des resezierten Speichenköpfchens bei Trümmerbrüchen. Arch Orthop Unfallchir 80:143–152
4. Beck E (1982) Konservative Behandlung von Brüchen am distalen Oberarmende. Hefte Unfallheilkd 155:26–34
5. Beck E (1972) Radiusköpfchenfrakturen. Hefte Unfallheilkd 114:68–72
6. Berruex P, Pelet D, Albrecht HU, Kunz H (1981) Die isolierte Radiusköpfchenfraktur. Konservative und operative Therapie. Orthopäde 10:297–302
7. Bodoky A, Neff U, Regazzoni P (1988) Intraartikuläre unicondyläre Humerusfrakturen. Spätresultate nach stabiler Osteosynthese. Orthopäde 17:257–261
8. Böhler L (1977) Die Technik der Knochenbruchbehandlung, Bd 1. Maudrich, Wien München Bern
9. Breitfuß H, Muhr G, Neumann K, Neumann Ch, Rehn J (1991) Die Arthrolyse posttraumatischer Ellenbogensteifen. Welche Faktoren beeinflussen das Endergebnis? Unfallchirurg 94:33–39
10. Broberg M, Morrey BF (1987) Results of treatment of fracture dislocations of the elbow. Clin Orthop 216:109–119
11. Conn J, Wade PA (1961) Injuries of the elbow. A ten year review. J Trauma 1:248–265
12. Dryer RF, Buckwalter JA, Bruce L, Sprague L (1980) Treatment of chronic elbow instability. Clin Orthop 148:254–255
13. Eitel F, Schweiberer L (1983) Olecranonfrakturen. Retrospektive multizentrische Studie an 175 Fällen. Unfallheilkunde 86:143–151
14. Engelhardt P (1988) Intraartikuläre Frakturen des Ellbogengelenkes im Kindesalter. Orthopäde 17:297–305
15. Feil J, Burri C, Kiefer H (1988) Offene Frakturen des Ellbogengelenkes. Orthopäde 17:272–278
16. Geel ChW, Palmer AK, Ruedi Th, Leutenegger AF (1990) Internal fixation of proximal radial head fractures. J Orthop Trauma 4/3:270–274
17. Ghawabi MH (1973) Fracture of the neck of the radius with medial displacement of the head. Report of three cases. J Bone Joint Surg [Br] 55/3:647–649
18. Habermeyer P (1988) Konservative Behandlung von Ellenbogenluxationen. Orthopäde 17:313–319
19. Hackenberg M (1982) Kriterien für die einzuschlagende Behandlung der Ellbogengelenkverrenkung (konservativ, operativ). Inauguraldissertation, Bergmannsheil Bochum
20. Harringthon J, Tountas AA (1981) Replacement of the radial head in the treatment of unstable elbow fractures. Injury 12:405–412
21. Hassmann MGC, Brunn F, Neer CS (1975) Recurrent dislocation of the elbow. J Bone Joint Surg [Am] 57/8:1080–1083
22. Hendel D, Aghasi M, Halperin N (1985) Unusual fracture dislocation of the elbow joint. Arch Orthop Surg 104:187–188
23. Hertl P, Braun Ch, Schweiberer L (1982) Radiusköpfchenfrakturen – operative Behandlung und ihre Ergebnisse. Hefte Unfallheilkd 155:134–148

76

24. Hierholzer G (1982) Luxationen des Ellbogengelenkes. Hefte Unfallheilkd 155:185–200
25. Hoffmann K (1987) Eine Einführung in die Technik des Messens mit Dehnungsstreifen. Hottinger Baldwin Meßtechnik, Darmstadt
26. Holz U, Weller S, Schikarski Ch (1982) Ergebnisse nach konservativer Behandlung der Radiusköpfchenfraktur. Hefte Unfallheilkd 155:126–133
27. Holz U, Weller S, Häfele W (1982) Luxationen mit Frakturen am Processus coronoideus und Radiusköpfchen. Hefte Unfallheilkd 155:201–211
28. Josefsson OP, Johnell O, Wendeberg B (1985) Ligamentous injuries in dislocations of the elbow joint. Clin Orthop 221:221–225
29. Josefsson PO, Gentz CF, Johnell O, Wendeberg B (1985) Surgical versus nonsurgical treatment of ligamentous injuries following dislocations of the elbow joint. Clin Orthop 214:165–169
30. Kapandji IA (1970) The physiology of joints, vol. 1: Upper limb. E & S Livingstone,
31. Keyl W, Wirth CJ, Hagena F (1982) Ergebnisse nach Radiusköpfchenresektion. Hefte Unfallheilkd 155:289–299
32. King Th (1953) Recurrent dislocation of the elbow. J Bone Joint Surg [Br] 35/1:50–54
33. Laer von L (1981) Spätfolgen nach Ellbogenläsionen im Wachstumsalter – Ursache, primäre Therapie. Orthopäde 10:246–27
34. Mehlhoff TL, Noble PS, Bennett JB, Tullos HS (1988) Simple dislocation of the elbow in the adult. J Bone Joint Surg [Am] 70/2:244–249
35. Morrey BF, Chao EY, Hui FC (1979) Biomechanical study of the elbow following excision of the radial head. J Bone Joint Surg [Br] 61/1:63–67
36. Morrey BF, An KN, Stormont TJ (1988) Force transmission through the radial head. J Bone Joint Surg [Am] 70/2:250–256
37. Morrey BF (1985) The elbow and its disorders. Saunders, Philadelphia
38. Morrey BF, An KN (1983) Articular and ligamentous contribution to the stability of the elbow joint. Am J Sports Med 11/5:315–319
39. Morrey BF, An KN (1985) Functional anatomy of the ligaments of the elbow. Clin Orthop 201:84–89
40. Muhr G (1983) Die verschiedenen Formen der Luxationen und ihre lokalen Begleitverletzungen. Unfallmedizinische Tagung der Landesverbände der gewerblichen Berufsgenossenschaften 51:137–142
41. Muhr G, Kayser M (1988) Die infizierte Ellbogengelenkfraktur. Orthopäde 17:279–286
42. Muhr G, Wernet E (1989) Bänderverletzungen und Luxationen des Ellbogengelenkes. Orthopäde 18:268–272
43. Müller ME, Allgöwer M, Willenegger H (1977) Manual der Osteosynthese. Springer, Berlin Heidelberg New York
44. Osborne G, Cotterill P (1966) Recurrent dislocation of the elbow. J Bone Joint Surg. [Br] 48/2:340–346
45. Pauwels F (1965) Die Druckverteilung im Ellbogengelenk. Springer, Berlin Heidelberg New York (Gesammelte Abhandlungen zur funktionellen Anatomie des Bewegungsapparates S 519–543)
46. Platzer W (1975) Taschenatlas der Anatomie. Bd 1. Thieme, Stuttgart New York
47. Poigenfürst J (1982) Begleitverletzungen von Muskeln, Sehnen und Nerven bei Verletzungen des Ellbogens. Hefte Unfallheilkd 155:63–72
48. Poigenfürst J (1990) Erfahrungen mit der Behandlung von Monteggia-Äquivalenten bei Erwachsenen. Unfallchirurg 93:303–308
49. Poigenfürst J, Iselin M (1965) Die anatomisch konstitutionellen Voraussetzungen der Ellenbogenverrenkung. Hefte Unfallheilkd 68:57–72
50. Poigenfürst J (1988) Extraartikuläre Ellbogenfrakturen. Orthopäde 17:246–256
51. Putz R, Müller-Gerbl M (1988) Funktionelle Anatomie des Ellenbogengelenkes. Orthopäde 17:338–346
52. Reardon JP, Davidson PA, Noble PC, Kamaric E, Bell DM, Tullos HS (1991) The isolated radial head fracture. 58th annual Meeting American Academy of Orthopaedic Surgeons, Anaheim, March 7–14th

53. Regan W, Morray BF (1989) Fractures of the coronoid process of the ulna. J Bone Joint Surg [Am] 71/9:1348–1354
54. Roguin de B, Haefeli D, Blanc ClH, Libio J (1981) Traumatische Ellbogenluxation – Langzeitergebnisse. Orthopäde 10:278–290
55. Rohlmann A, Basli K, Bergmann G (1986) Spannungsanalyse des Ellbogengelenkes vor und nach Radiusköpfchenresektion. Biomed Tech 31:230–239
56. Rojcyk M, Tscherne H (1982) Kapselbandverletzungen am Ellbogengelenk. Hefte Unfallheilkd 155:212–219
57. Rojczyk M, Tscherne H, Trentz O (1979) Die Ellbogenluxation. Unfallheilkunde 82:418–426
58. Sackers L (1969) Die Radiusköpfchenfraktur, ihre Therapie und Prognose. Inauguraldissertation, Westfälische Wilhelms-Universität, Münster
59. Schauwecker HH, Copf F, Holz U, Herminchen H (1979) Biomechanische Probleme bei Luxationsfrakturen des Processus coronoideus und des Radiusköpfchens. Langenbecks Arch Chir, S 349–531
60. Schmit-Neuerburg KP (1982) Biomechanik des Ellenbogengelenkes. Hefte Unfallheilkd 155:1–13
61. Schwab GH, Bennett JB, Woods GW, Tullos HS (1980) Biomechanics of elbow instability: The role of the medial collateral ligament. Clin Orthop 146:42–52
62. Schwarz N, Schmitt O, Mittelmeier H (1985) Spätschäden des Nervus ulnaris nach Traumen am Ellenbogengelenk. Unfallchirurg 88:208–213
63. Stankovic P, Zühlke V, Persitzky V (1979) Isolierte Frakturen des Processus coronoideus ulnae. Unfallheilkunde 79:395–398
64. Symeonides PP, Paschalogglou C, Stavrou Z, Pangalides Th (1975) Recurrent dislocation of the elbow. J Bone Joint Surg [Am] 57/8:1084–1086
65. Tillmann B, Bartz B, Schleicher A (1988) Biomechanische Untersuchungen am menschlichen Ellbogengelenk. Unfallchirurg 91:57–63
66. Tullos HS (1991) Instructional Course Lectures, vol 15, American Academy of Orthopaedic Surgeons. Mosby, St. Louis
67. Walker RH, Tanner JB (1982) Fracture of the proximal shaft of the radius associated with posterior dislocation of the elbow. Clin Orthop 168:35–37
68. Walker N, Jacob HAC (1981) Biomechanische Untersuchungen am Ellbogengelenk. Orthopäde 10:253–255
69. Walter E, Holz U, Köhle H (1988) Die Indikation zur Operation bei der Ellbogenluxation. Orthopäde 17:306–312
70. Wolter D, Eggers Ch, Seeger J (1982) Ursache und Form von Radiusköpfchenfrakturen. Hefte Unfallheilkd 155:117–125

Sachverzeichnis

Hefte zur
Unfallheilkunde

Beihefte zur Zeitschrift „Der Unfallchirurg". Herausgeber: J. Rehn, L. Schweiberer, H. Tscherne

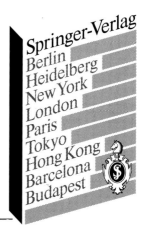

Springer-Verlag
Berlin
Heidelberg
New York
London
Paris
Tokyo
Hong Kong
Barcelona
Budapest

Hefte zur
Unfallheilkunde

Beihefte zur Zeitschrift „Der Unfallchirurg". Herausgeber: J. Rehn, L. Schweiberer, H. Tscherne

*Preisänderungen
vorbehalten*

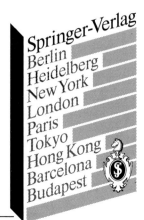

Springer-Verlag
Berlin
Heidelberg
New York
London
Paris
Tokyo
Hong Kong
Barcelona
Budapest

Springer-Verlag und Umwelt

Als internationaler wissenschaftlicher Verlag sind wir uns unserer besonderen Verpflichtung der Umwelt gegenüber bewußt und beziehen umweltorientierte Grundsätze in Unternehmensentscheidungen mit ein.

Von unseren Geschäftspartnern (Druckereien, Papierfabriken, Verpackungsherstellern usw.) verlangen wir, daß sie sowohl beim Herstellungsprozeß selbst als auch beim Einsatz der zur Verwendung kommenden Materialien ökologische Gesichtspunkte berücksichtigen.

Das für dieses Buch verwendete Papier ist aus chlorfrei bzw. chlorarm hergestelltem Zellstoff gefertigt und im ph-Wert neutral.

Druck: Druckerei Zechner, Speyer
Verarbeitung: Buchbinderei Schäffer, Grünstadt